Легкие

Хэллоуин

судоку

PuzzlesForHealth

2017

ISBN: 978-1977869340

Введение

Судо́ку — это головоломка с числами. Слово "судоку" японского происхождения.

Игровое поле представляет собой квадрат, состоящий из 9 меньших квадратов, каждый из которых в свою очередь разделен на 9 клеток. В них уже в начале игры стоят некоторые числа-подсказки (от 1 до 9).

Цель головоломки - заполнить пустые ячейки так, чтобы каждый ряд, столбик и квадрат 3×3 содержали цифры от 1 до 9 по одному разу:

7	4	5	6	2	8	9	3	1
1	9	2	3	5	7	6	8	4
3	8	6	1	9	4	5	7	2
6	7	9	2	8	1	3	4	5
8	2	4	7	3	5	1	9	6
5	3	1	4	6	9	7	2	8
4	5	7	9	1	2	8	6	3
2	6	8	5	7	3	4	1	9
9	1	3	8	4	6	2	5	7

Решения головоломок находятся в конце книги.

Приятной Вам игры!

	3	1		2			6	8
6	5		8	1			7	4
	7	2	5		4	1	3	9
		7					5	6
		4	7			9	8	2
	8	5	2			7	1	3
	9	6	3	7		8		5
	4	8	6	5	2	3	9	
5		3			8	6	2	

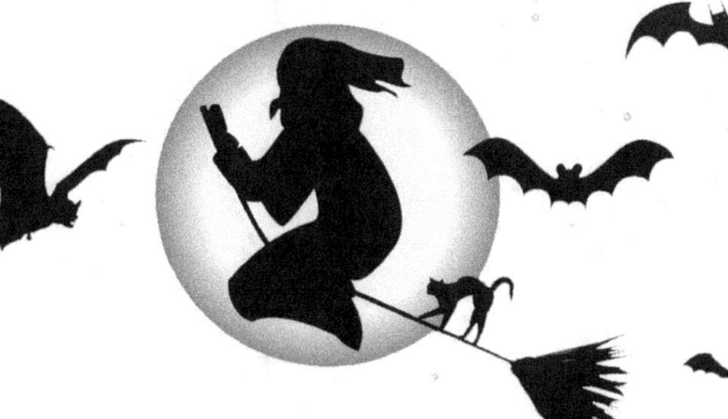

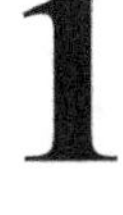

		1		6	9		4	7
9	3	6		8		1	2	5
	7	8			5	6	9	
			9		3	4	8	
				4				
	6	4	8		2			
	1	5	7			9	6	
6	9	3		1		5	7	4
8	4		5	9		2		

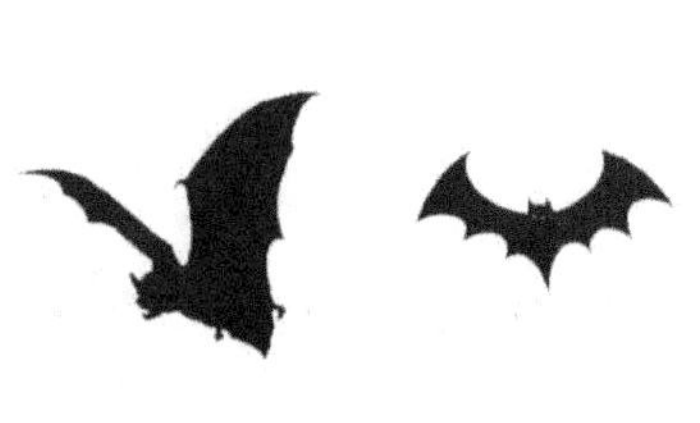

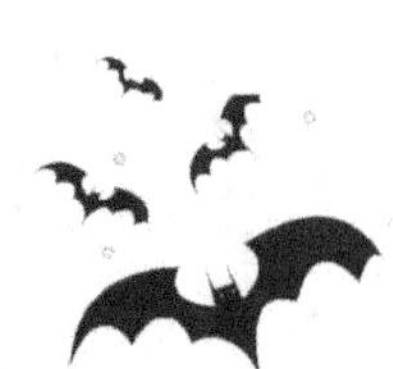

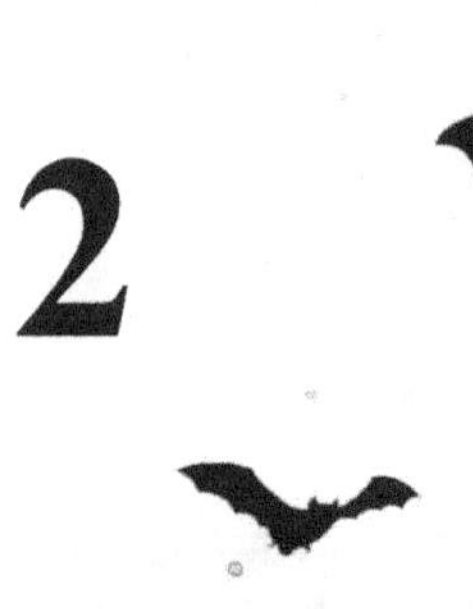

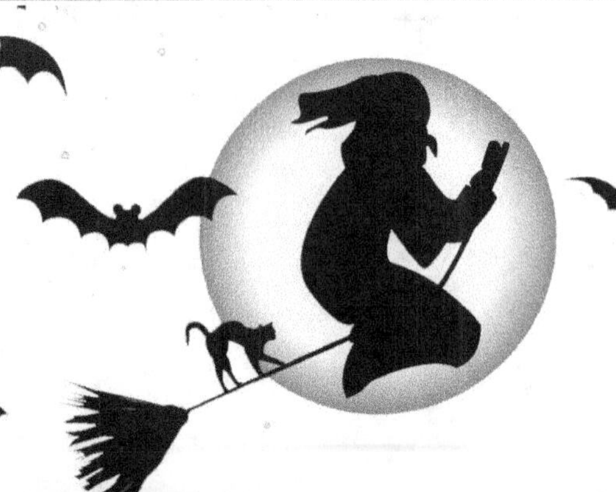

		9		3				
4		3	1	2	8	6	7	9
			4				5	
			6		3	2	4	8
6	3	8	2	7	4	9	1	5
2	4	1	9		5			
	2				1			
9	7	6	3	5	2	4		1
				9		5		

6		3		5	2			
		8	4			2	6	3
2		1			3		8	5
8	6		3		5		9	1
9				2				4
3	1		6		9		5	2
4	8		5			3		9
5	3	9			4	1		
			9	3		5		8

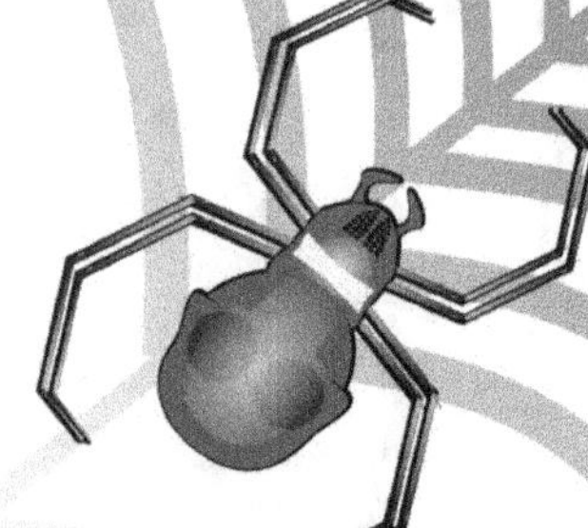

			6		5		9	
9	5	7	2	8	1			4
2			9			8	5	7
6	4			1		9		5
		5		9		1		
7		1		5			4	8
1	8	4			9			6
3			7	4	8	5	1	9
	7		1		3			

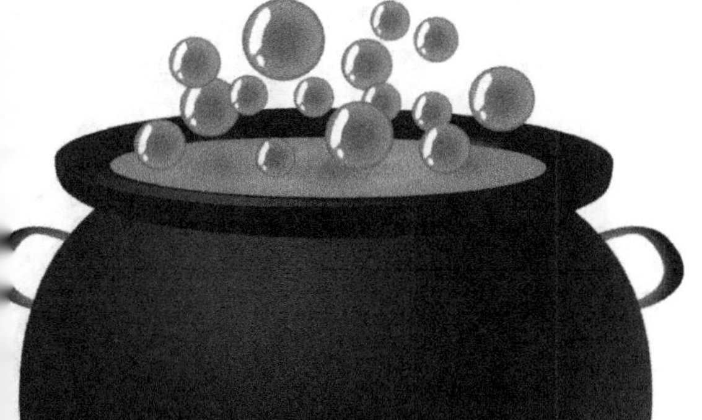

	6	3	5		9	2		7
7			6	4			9	
9		2	3			6	4	5
		9	7	6		8		
	2	8				7	5	
		1		3	8	4		
8	3	6			1	5		4
	5			7	3			6
2		7	4		6	1	3	

6

6		4	5	8		1	3	
				6			2	
8		5		7				4
	4	6		2	5	7	1	9
	1	8		9		5	4	
5	7	9	4	3		2	6	
7				1		4		2
	5			4				
	6	2		5	7	9		1

3			8		4		1	2
				1		8		
	1	8		2	7		5	3
	7		9		1		6	4
8	4		7	6	2		3	5
6	9		4		5		7	
1	8		3	4		6	2	
		7		5				
4	3		2		6			1

5					8		7	6
	2	4			7		1	
7	6			1		8		
	1	7	8	2			6	9
2	9	8	7		6	1	5	3
6	4			3	9	7	2	
		3		7			4	2
	7		9			6	8	
1	5		2					7

6		4	2		9		7	5
				5		3	4	
7	5	9		4	1	2		6
	7		4				6	1
	6		9		3		5	
4	9				8		3	
5		3	7	9		4	1	8
	4	6		3				
9	8		5		4	6		3

	7			4		1		5
2	8	9	5	1				
1		5	3	8		9		2
4	5		6	9	3			
3		2		7	8	6	5	4
8		6			2	7	9	
		1	8	2		5	6	
5					1		4	9
7	6		9	3	5	2	1	

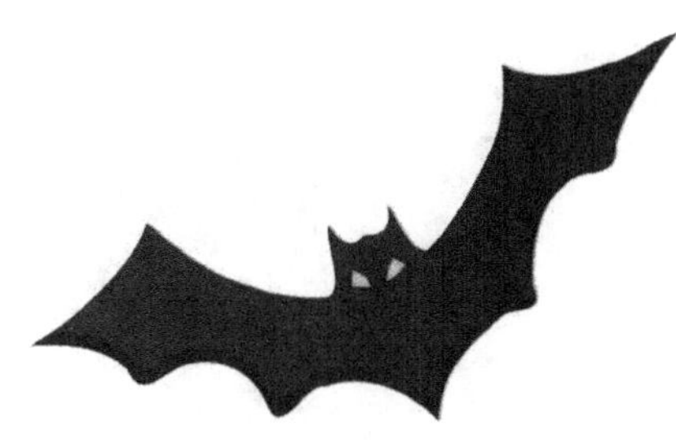

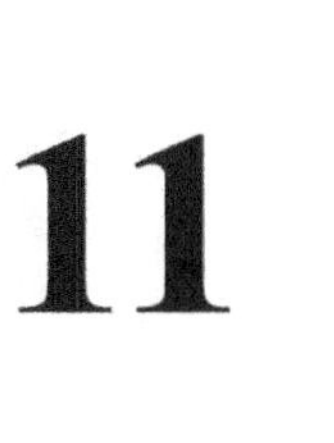

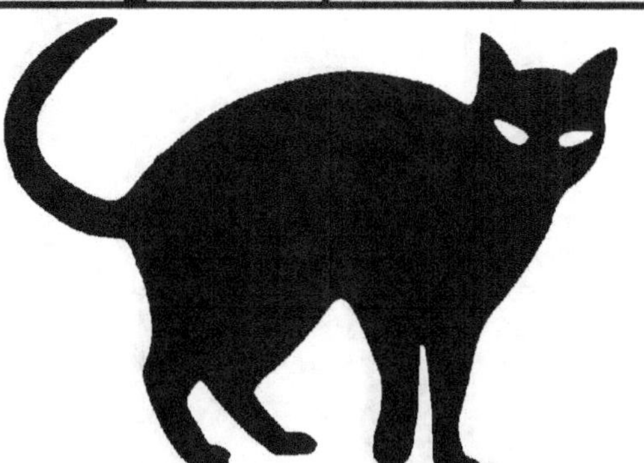

7			5	9			3	6
		2	6				4	
6				7		2	5	9
2		5	7	4		9	6	3
3			9		5			8
9	8	4		3	6	5		2
1	6	9		5				7
	5				9	1		
4	2			1	7			5

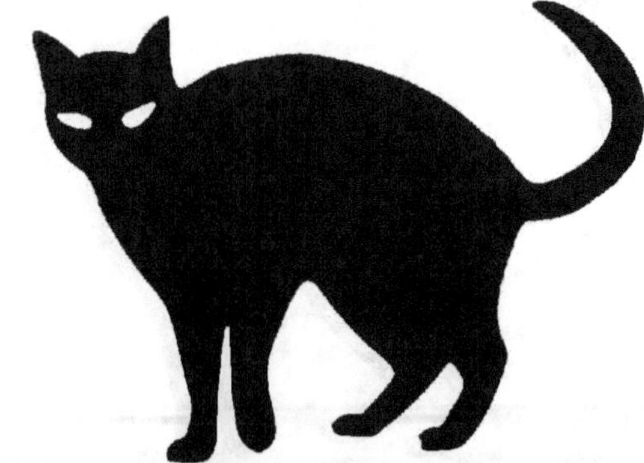

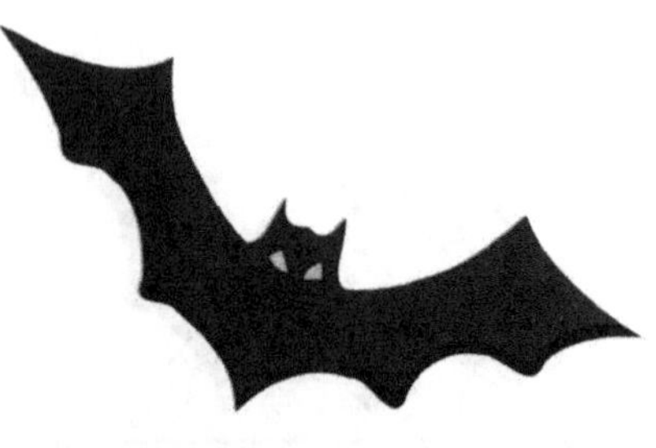

7	4				8	9		1
1	9		3	5	7			4
3		6	1	9	4	5		
6		9			1			5
	2			3			9	
5			4			7		8
		7	9	1	2	8		3
2			5	7	3		1	9
9		3	8				5	7

3	4		9		5	2	8	1
	1	5	3	4	8		9	
7		9	1		6			
	6		8		2	1		
				1				
		2	6		4		7	
			4		1	5		7
	7		2	5	3	6	1	
5	2	1	7		9		4	8

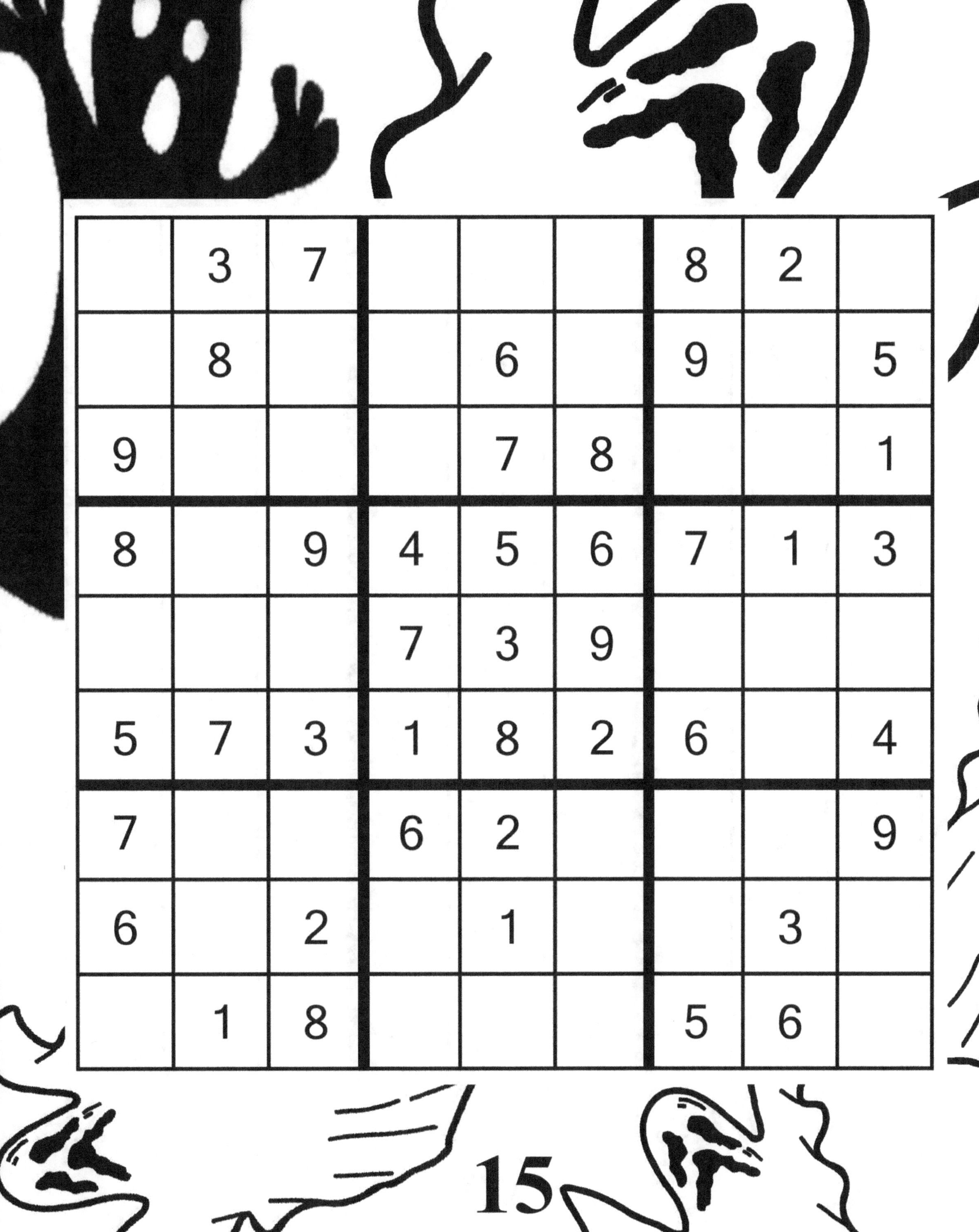

	3	7				8	2	
	8			6		9		5
9				7	8			1
8		9	4	5	6	7	1	3
			7	3	9			
5	7	3	1	8	2	6		4
7			6	2				9
6		2		1			3	
	1	8				5	6	

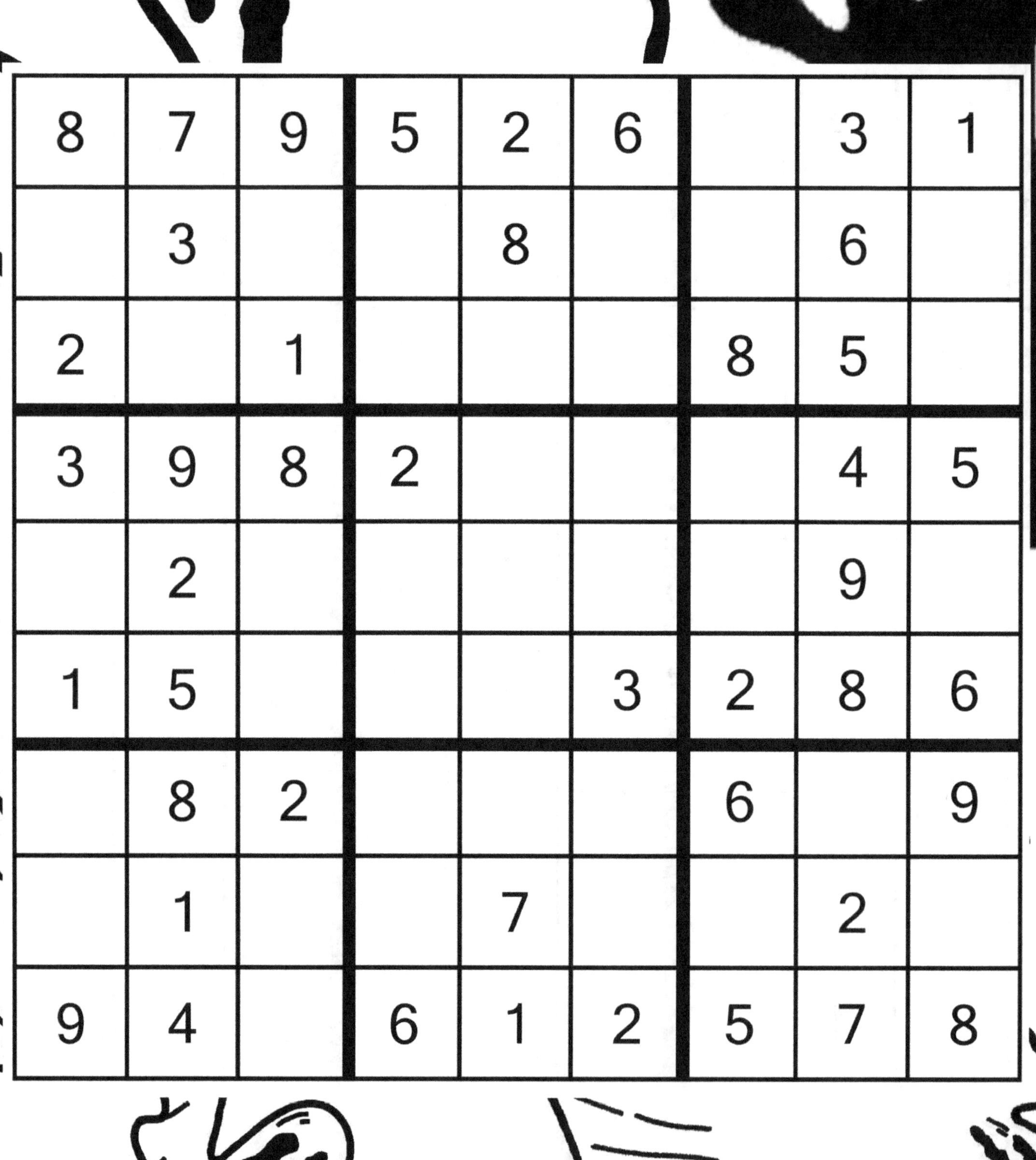

8	7	9	5	2	6		3	1
	3			8			6	
2		1				8	5	
3	9	8	2				4	5
	2						9	
1	5				3	2	8	6
	8	2				6		9
	1			7			2	
9	4		6	1	2	5	7	8

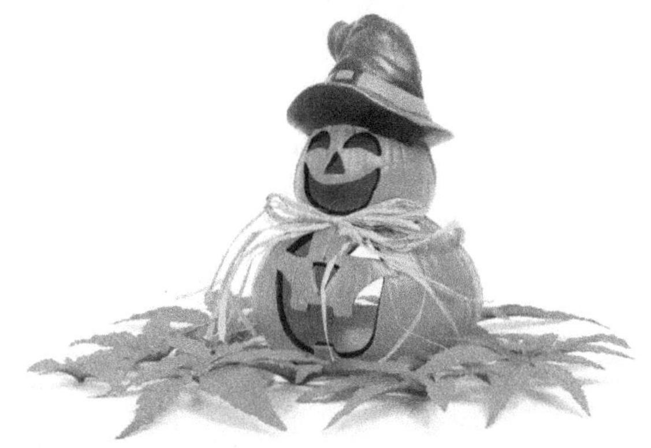

8				3	7	9	6	2
6	4	2				1	3	
				1		4		8
				8	3	6	2	
2		3	9	4	1	7		5
	8	4	7	2				
1		5		9				
	2	8				5	7	9
4	9	6	2	7				3

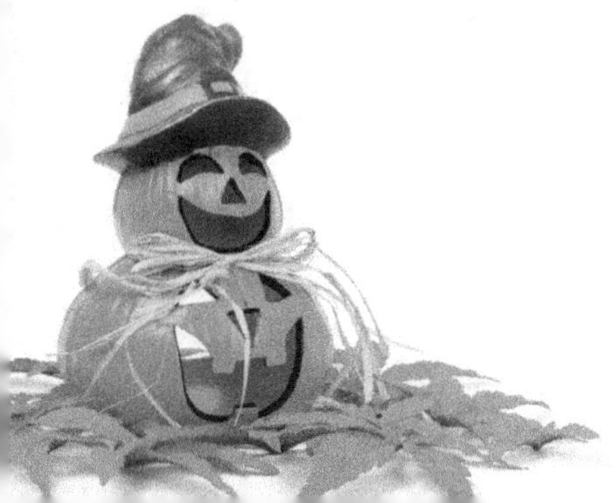

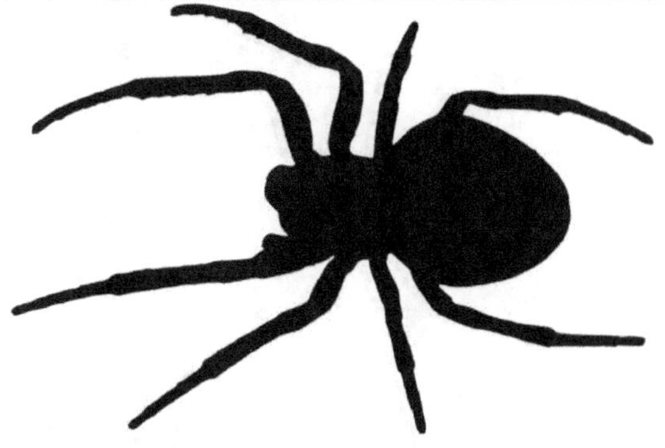

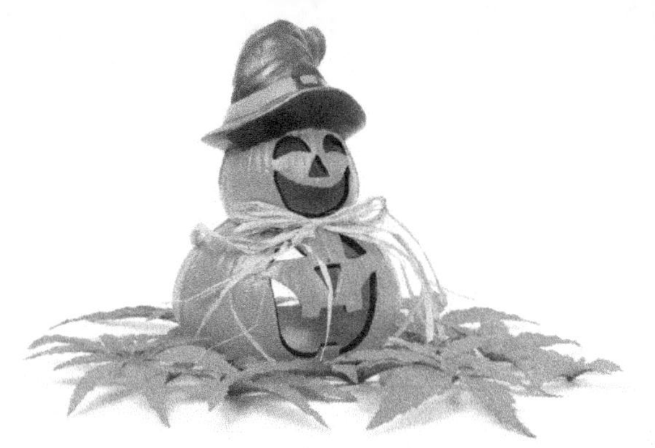

		7	8		1		9	5
8	1			9	2	3	6	
4					5	8		1
	3	1				6	5	
7	4	6				1	8	3
	9	8				7	4	
9		3	5					6
	5	4	6	2			3	8
6	8		9		3	5		

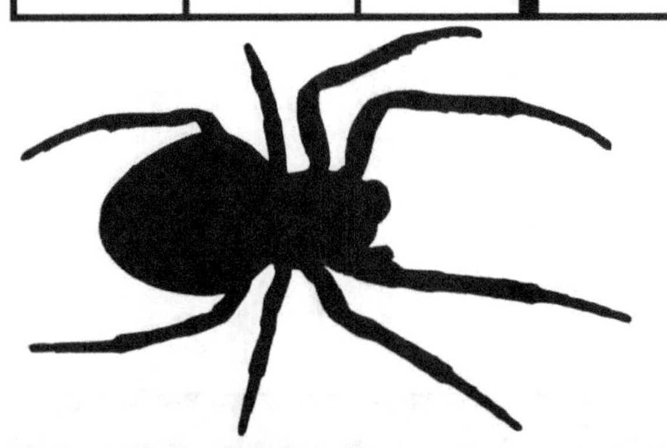

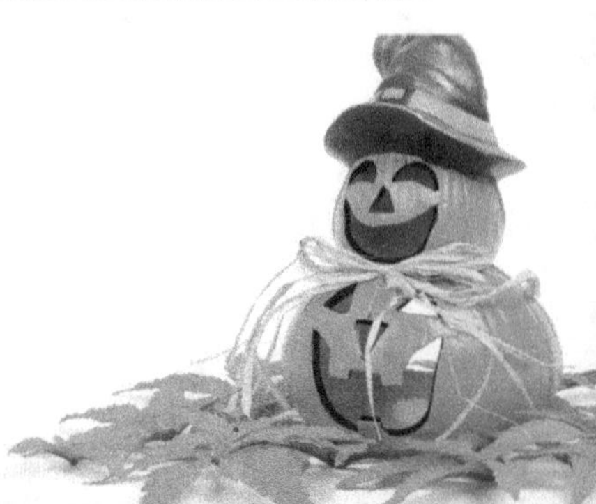

4	9	3	1	5		8		2
8		5		9				7
1					2			9
2			6		3		8	5
6		9		8		2		3
5	3		9		4			1
7			3					8
3				1		7		4
9		2		4	5	3	1	6

4			9		7		6	5
7	5	2	8					
1		9	5				7	3
9		1				6	5	8
2	7			5			3	9
5	8	3				4		7
6	1				5	7		2
					4	3	1	6
3	2		1		9			4

8		7	6	5			3	1
9		3		2				
4	1	6	8	3	9			
6	4			1	2	3		7
			4		6			
1		2	3	7			4	6
			9	8	3	1	7	5
				4		6		9
7	8			6	5	4		3

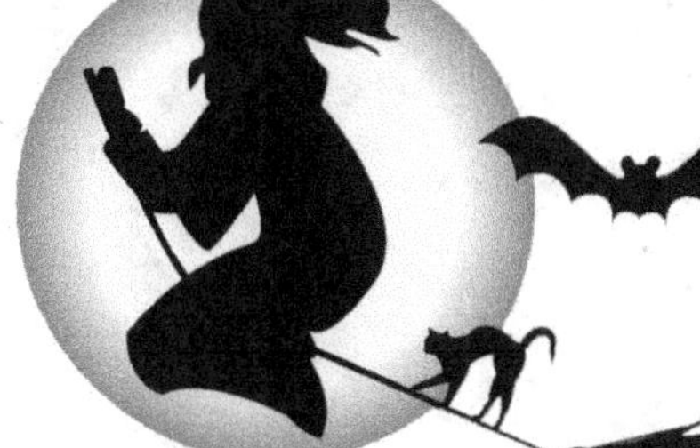

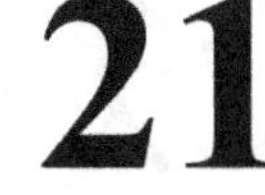

21

5		3	1		4	9		
9	6			8				3
	8	7		9				4
6	3		4		9	2	1	
		2	6	3	5	7		
	4	9	2		8		3	5
2				4		8	9	
3				2			5	1
		6	8		1	3		2

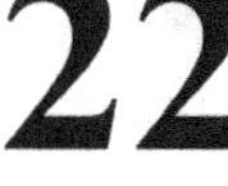

	8	4	6	2	5		3	1
	9			3	1		7	2
	3	1	7		9	5		
9			2		6	4	8	3
	1	2		4			9	6
3			8		7	2		5
5				6		3		7
	6			7		1	5	9
		3	9		4			

	1		9	8	2		7	
3			5	1	4			8
				3				
8			1	5	9			2
	5	1		2		9	6	
	3			6			5	
1	6		2	4	8		9	5
7	4	5		9		2	8	6
2		9		7		1		4

24

7	5			1			9	4
				5				
	4		3		9		5	
3	2		8		5		6	7
	8	7	1	9	2	5	4	
	9		6	7	3		1	
8	3	2		6		1	7	5
5		4	7	3	1	2		9
	7	9		2		4	3	

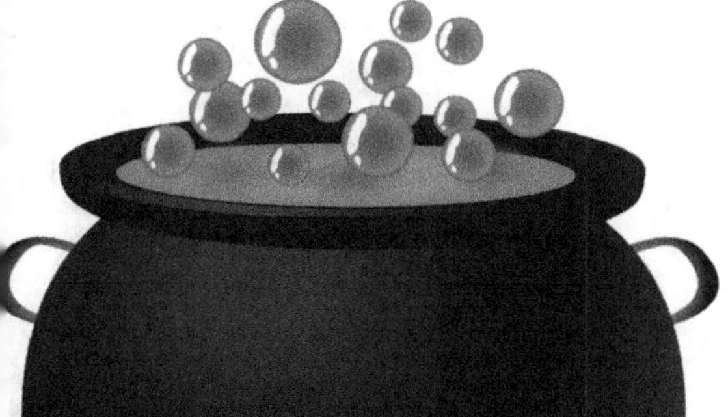

	1	4		7		3	5	
3				1				6
	9	5	6		3	4	1	
4	3	8		6		5	7	9
	6		4	9	5		2	
9		2		3		6		1
		3	2	5	6	7		
2	4						6	5
5		6	9		1	2		8

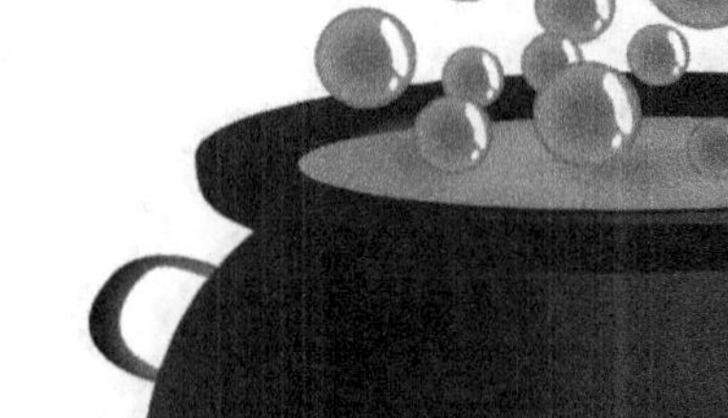

	9	8	2	4	5	3	1	
3	7	4	1	8	9	5	6	2
	5	1				9	8	
1			8	5	7			9
			4	6	1			
7		5	3		2	1		6
5		7		3		4		1
4		9				8		3
			7	1	4			

2	6	1	7	5	3	9	8	4
	9	7				3	1	
5	3		4		9		6	7
	2	4		9		1	5	
	1	6	5	4	8	7	3	
				2				
	7		1	8	4		2	
		3	2	7	6	8		
8			9	3	5			1

	7	4		6		1	8	
8	2	1	7	9	4	5	6	3
3	6	5		8		4	9	7
4		3	9	2	6	7		5
5	1		4		3		2	8
	9						4	
		8		4		6		
		9				2		
2	4		6	5	9		3	1

6				9				1
9	1	5		3		7	4	8
	7	2	4	5	1	6	3	
5	2		9	6	4		7	3
3	4						8	2
1				2				5
		9	1	4	3	5		
		3				8		
	5	1	6	8	2	3	9	

	5	7		4		6	8	
	1			7			4	
4				8				2
	9		8		4		3	
7	4		5	1	3		2	6
		1	2	9	7	4		
5		9	4		6	8		3
6	2			3			9	5
1	8	3	7		9	2	6	4

	4	2		3		8	5	
9	8			4			3	7
5		3		6		2		9
	6						7	
7		8		5		3		4
1		4		9		5		2
4		6	1	2	9	7		3
3		7				1		6
8		9	6	7	3	4		5

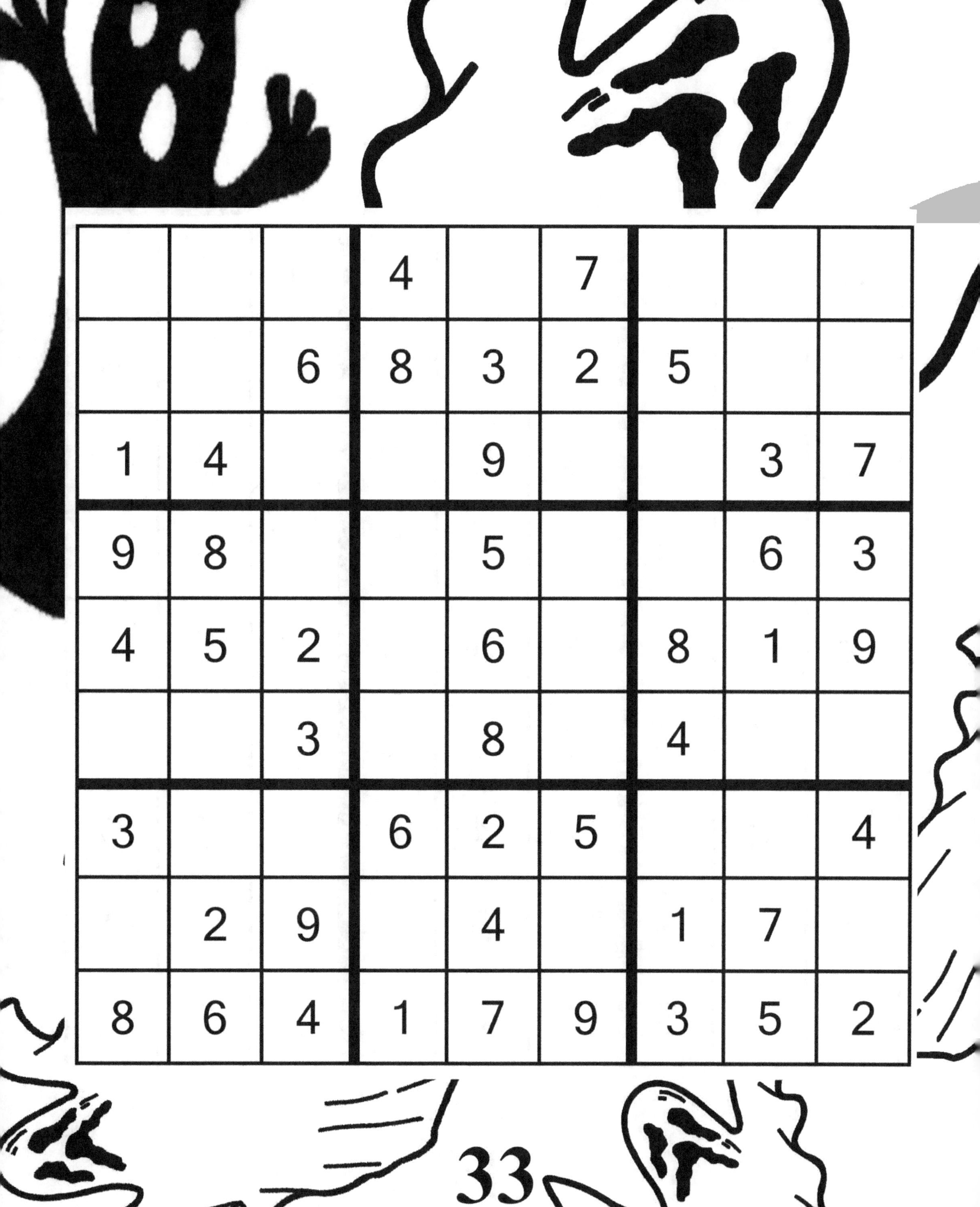

			4		7			
		6	8	3	2	5		
1	4			9			3	7
9	8			5			6	3
4	5	2		6		8	1	9
		3		8		4		
3			6	2	5			4
	2	9		4		1	7	
8	6	4	1	7	9	3	5	2

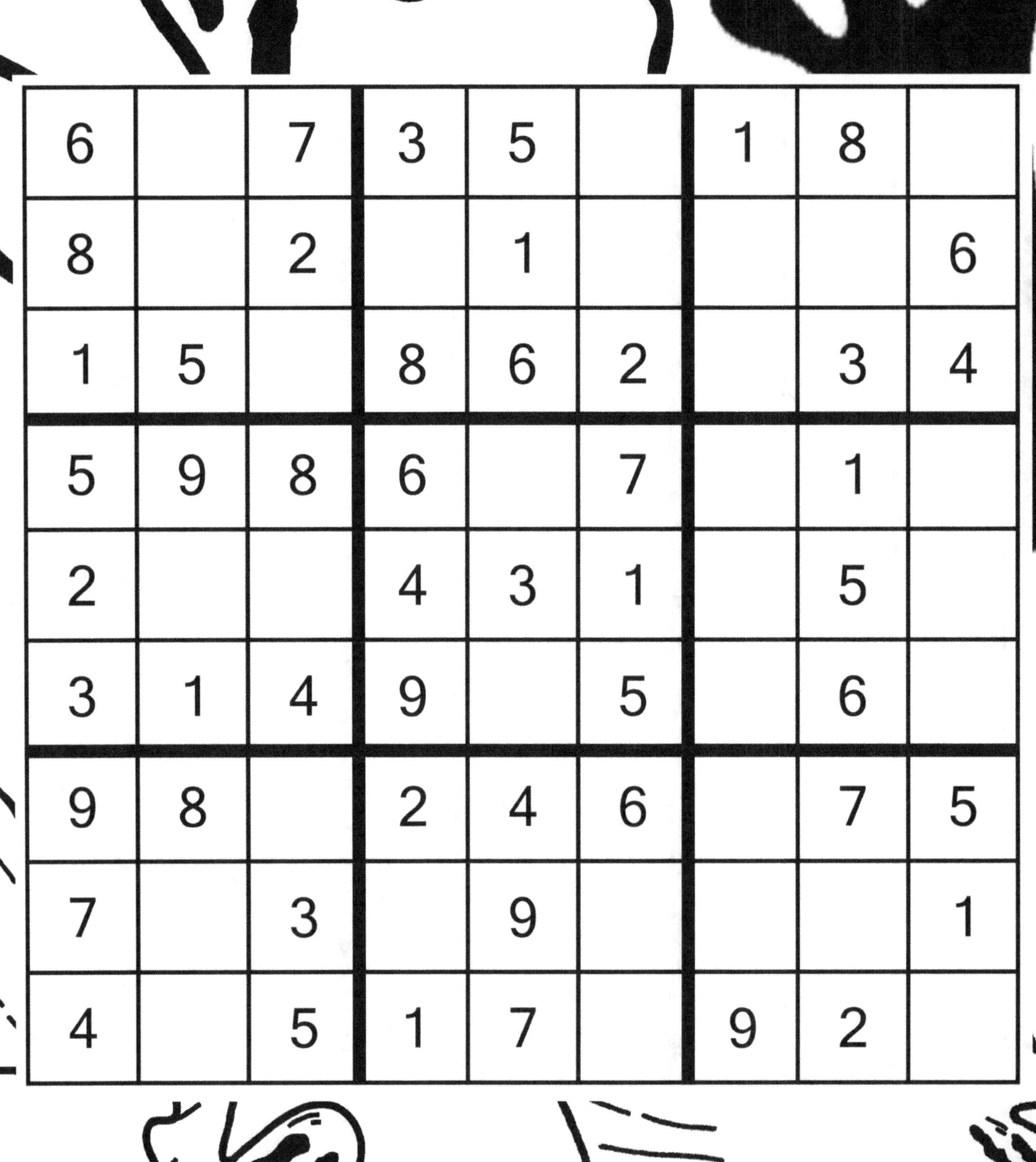

6		7	3	5		1	8	
8		2		1				6
1	5		8	6	2		3	4
5	9	8	6		7		1	
2			4	3	1		5	
3	1	4	9		5		6	
9	8		2	4	6		7	5
7		3		9				1
4		5	1	7		9	2	

8	2		5	6	4	1		
4		7		2	3		8	
6	3	5	1			9		2
		3	6	4				9
7	9	8	2		5	4	6	
		6	3	7				1
3	8	4	7			2		6
9		2		3	6		1	
5	6		8	9	2	3		

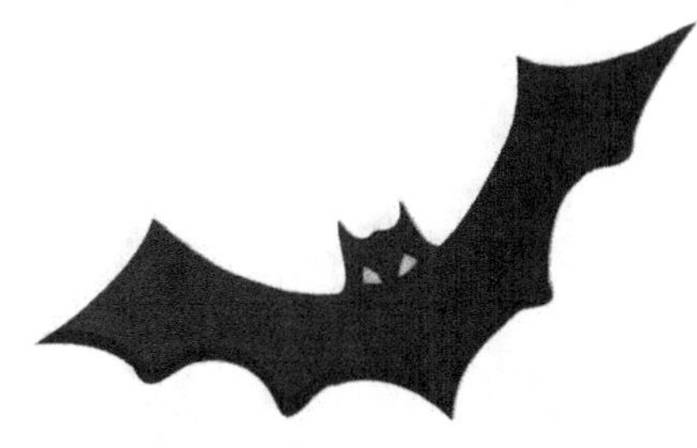

	3		6		9			5
6	8	5					9	7
2		9			8	4		3
	9	3	2		7	5	8	
	6	8	9	1	3	2	7	
	2	4	5		6	9	3	
8		7			5	6		2
3	1	6					5	9
	5		7		1			8

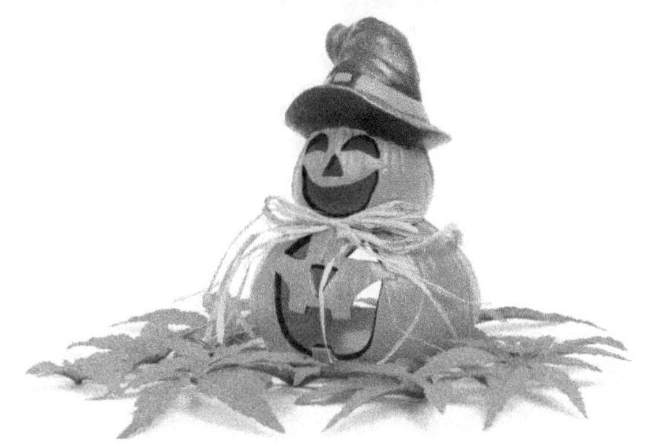

9			3		5		2	
	2	3	9		4		7	5
7			8	6	2	1	3	9
6	8			2			4	3
4			5			9		1
5	3			4			6	2
3			6	9	1	2	5	7
	6	7	2		3		9	8
2			4		7		1	

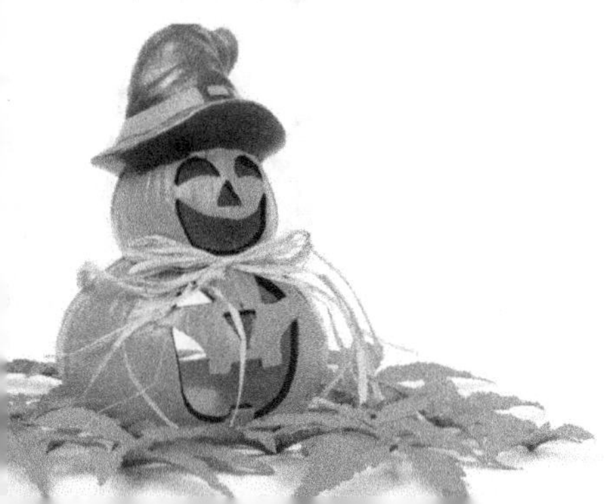

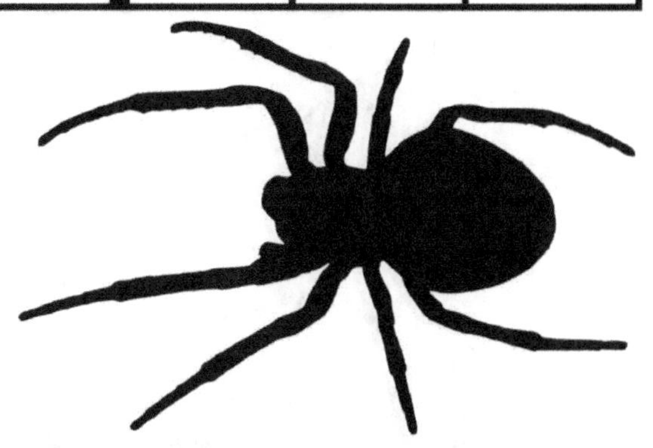

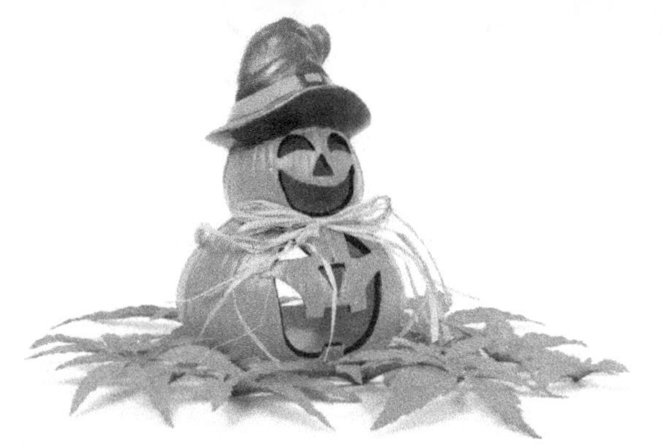

	7			6			2	8
	8	2	7	9	5	1		
6	3				1	4		7
		5		8	2			6
9	6	8	1	4		2	3	5
		4		3	6			9
8	9				3	5		4
	5	3	4	7	9	6		
	4			5			9	2

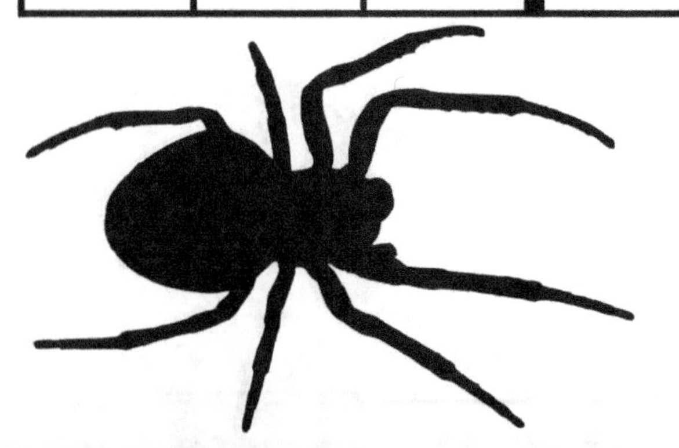

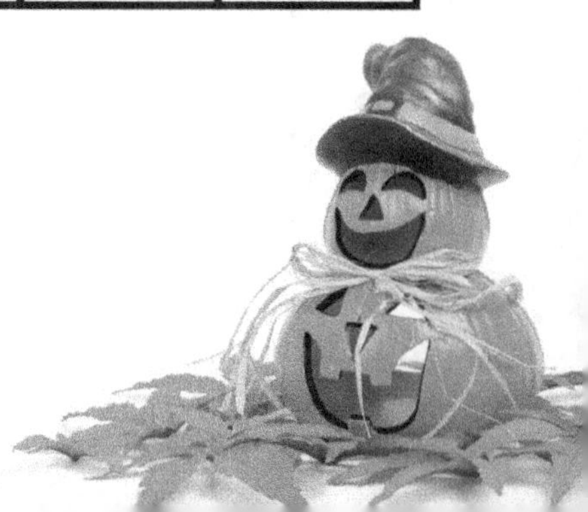

	2	1			3		7	
	5	7			4	3	1	
3		4	5	1			6	
1		9			8		5	
7	6	5	4	3		8	9	2
2		8			9		4	
5		6	3	4			8	
	8	2			6	5	3	
	7	3			5		2	

	6	4				3	9	
					2	7		
7	2	8	1		3	6	4	5
			3	8	4		2	7
3	7		2	6	1	9	8	4
			9	5	7		6	3
2	3	7	4		9	8	5	6
					8	2		
	8	1				4	3	

		2	6	8	3		4	
4	5	8			9	2		3
7	3	6		2	5		9	
		9	3	6			2	4
			1	4		9	7	8
		7	9	5			1	6
6	2	3		7	1		5	
5	9	1			4	6		7
		4	5	9	6		3	

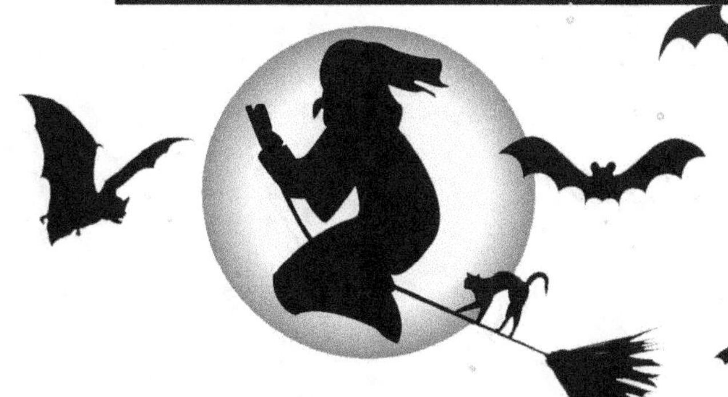
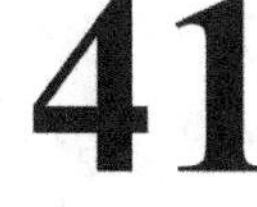

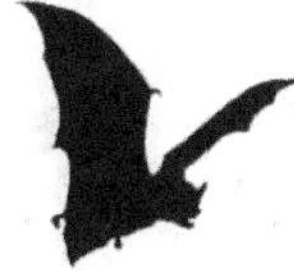

				1	5		9	6
5	8		6		2	1		
6		9			7			2
	7	8		3	6	5		9
9		1	7		8	6	3	4
	6	3		5	4	7		1
8		5			9			7
3	2		8		1	9		
				7	3		4	8

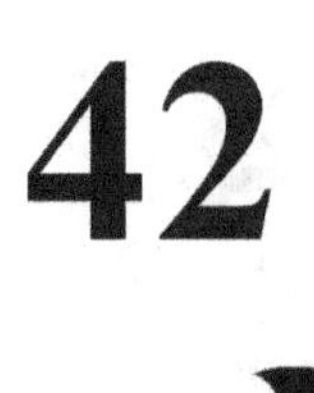

5					3	1	9	
		7	4	9	5	8	3	
3	8	9		1	6		4	
7	4				9	6	1	
	3	6	1		2	9		5
1	9				8	3	2	
9	5	1		2	4		8	
		3	5	8	1	2	6	
2					7	4	5	

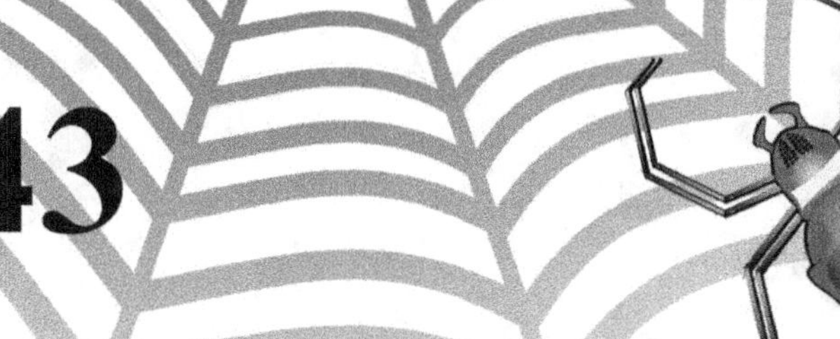

			6	8		1		
6				7		2	9	5
1			2					
7	1	8	3	5	2		4	9
3	5	4	9	6	7	8		1
2	9	6	1	4	8		5	7
4			5					
5				1		7	6	2
			7	2		5		

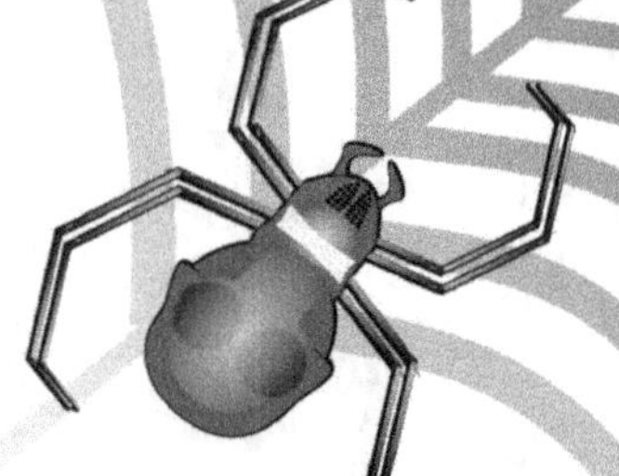

7			8	3	4			5
5	1	9	2	6	7	4	8	3
8			9	1	5			6
4	9		3	7	6		2	1
	8		5		9		3	
				8				
9	5	8		2		1	6	4
	2	7		9		3	5	
	4			5			9	

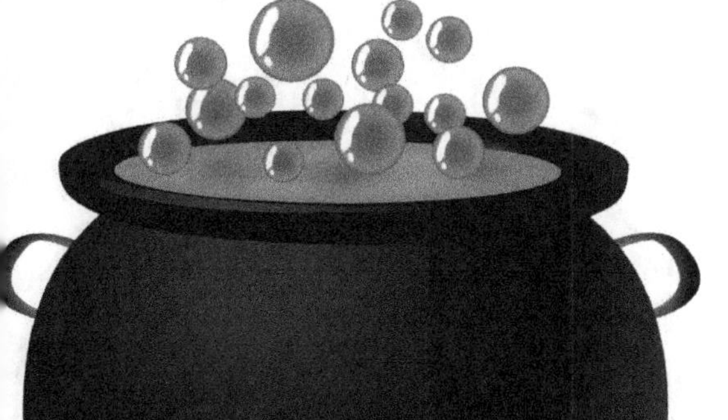

7	4		1	3	9			2
	8		5	4		9		
1		6	2	7		3	4	
	5			8	1			6
		4		9	5	1	7	8
8	7	1				5	9	3
4		7	6	2		8		
	3		9		4		6	1
		9	8			2		4

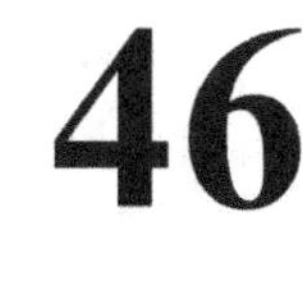

9		5	3		2		4	6
		1			7	9	3	2
3	4		1		9	7	8	
	5			1	3	4	6	8
	6	3		7	5			
	1	4				5		3
	2		9	3			5	7
	3	7	6	2	1	8		
4						3		1

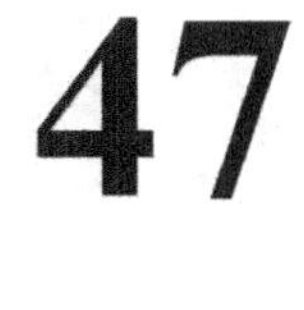

2	4		9		3			8
	3	9		7				
5	7	1		6	4	2		
9	5	7	6		1	8		4
3	8			9		1	5	
	1				2			7
		3			8	9	4	
	2		3	4	9	6	1	5
4				2	6	7		3

3	5	6	1	7	8		2	9
					4	8	3	5
			3	2		6	7	
	8		2		6		9	7
6	1	5	9			3		2
	7	9		8	3	1		6
		7	8	3				4
	3		7	6	2			8
8				5				3

6	1	8	3	4	9			
3		2	8	5		9	4	
			2	7	6	8	3	
					8	6		9
7			5	1		4	2	8
		5	9	6		3	1	7
	3	1	6				9	4
4	9	6						2
	8			9			6	3

4			6		8		1	7
	8			2		6	5	9
	9		3	5			2	
	6				1			3
8	3		9	6		1	7	
5		9	4	7		2		6
1	7		2					
9	4	6		1	5	7	3	
2	5	3	7	4				1

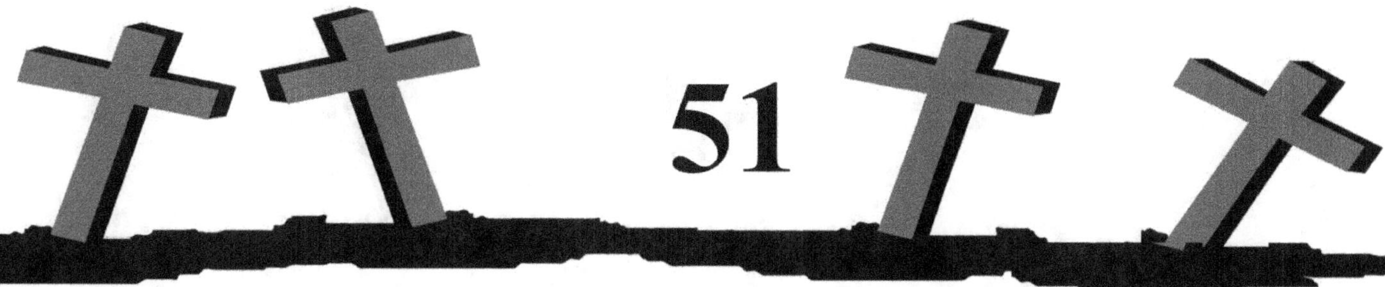

				3		4	1	
8			1		6		3	7
7	3			5	9	6		8
	9		6		3	7	5	
		6	2	1		3		4
3	1	7	5	9	4		8	
	4	5	9	6				
9		8	3		1	5		
2	7		8			1	6	

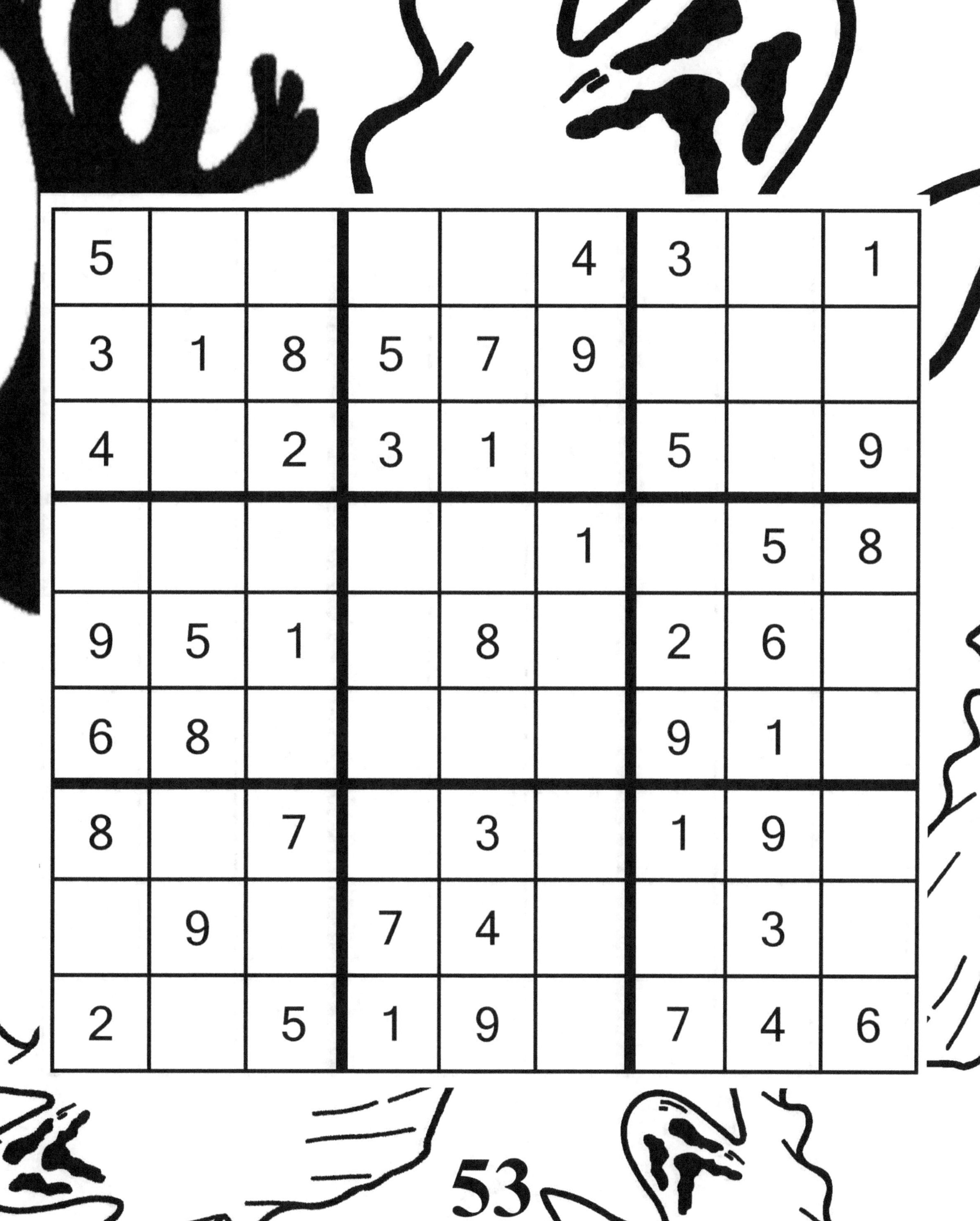

5					4	3		1
3	1	8	5	7	9			
4		2	3	1		5		9
					1		5	8
9	5	1		8		2	6	
6	8					9	1	
8		7		3		1	9	
	9		7	4			3	
2		5	1	9		7	4	6

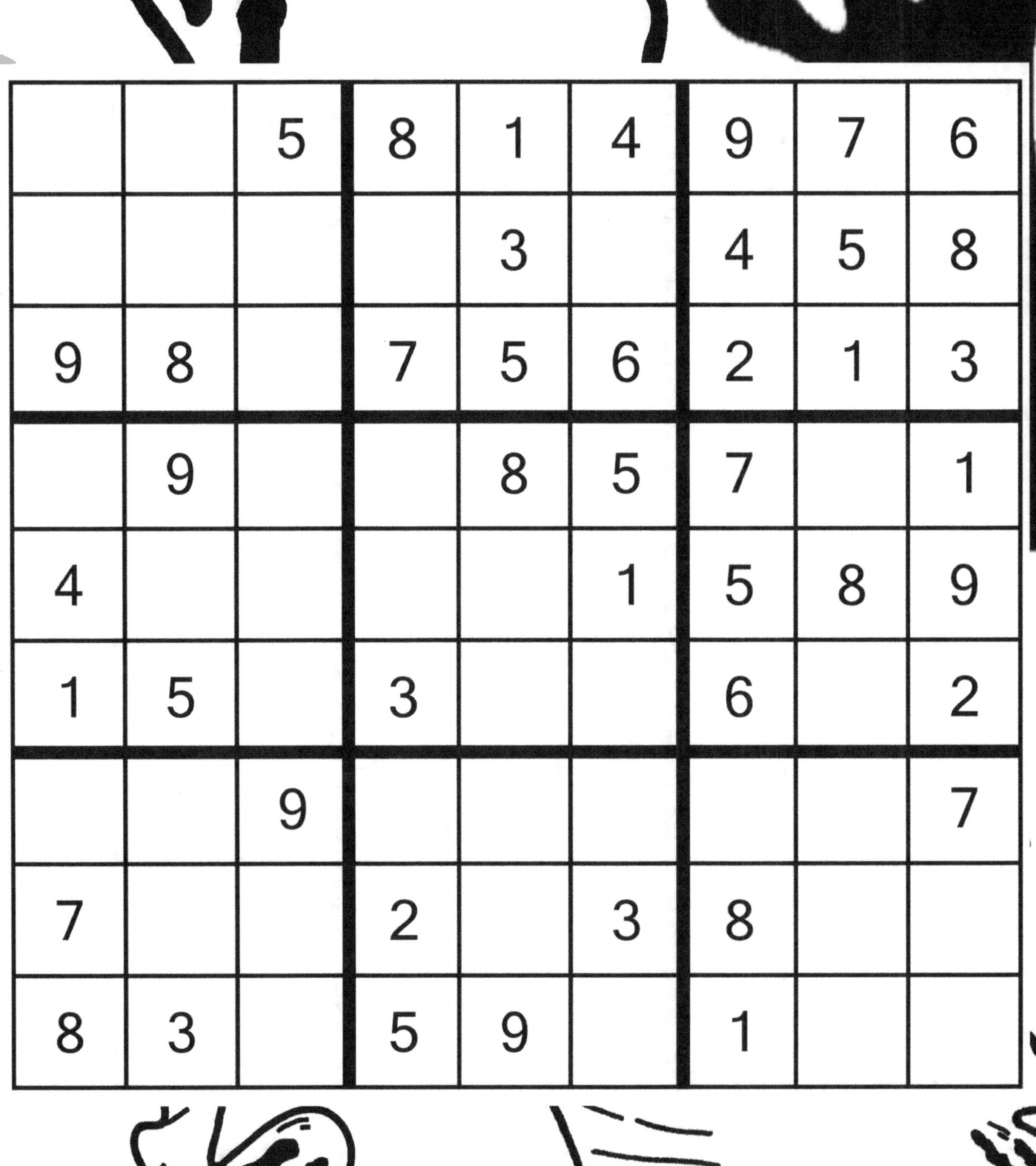

		5	8	1	4	9	7	6
				3		4	5	8
9	8		7	5	6	2	1	3
	9			8	5	7		1
4					1	5	8	9
1	5		3			6		2
		9						7
7			2		3	8		
8	3		5	9		1		

6	8		1	4		3	5	2
		1	5			9	4	8
	2	5					1	7
	4	8	7	9	3			
	3		6	5	4			9
5				1	8		3	4
		2			1	5	7	
8	1			7	5	2		6
7	5		9					1

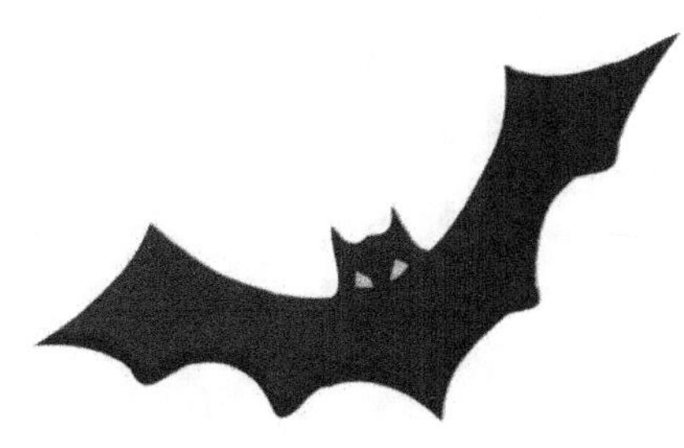

1		9		6		4	2	
			4			1	9	7
4		2		9	3	8		5
	9		2	5	4	3	7	1
2		4	8	7	1		5	9
		1	6	3			8	4
8	1	7	5					
9	2		3	1	8		4	6
	4	6	9	2	7		1	

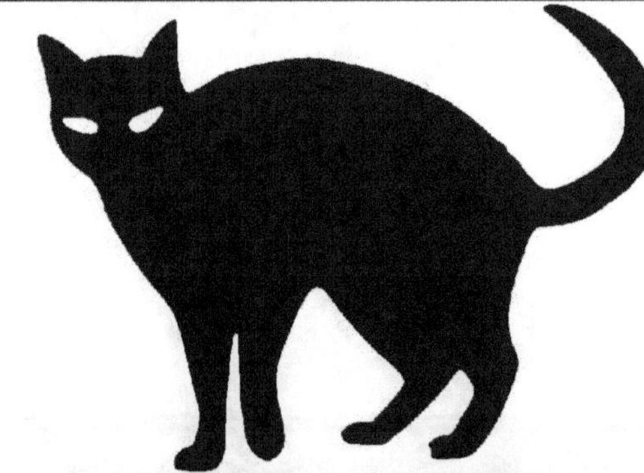

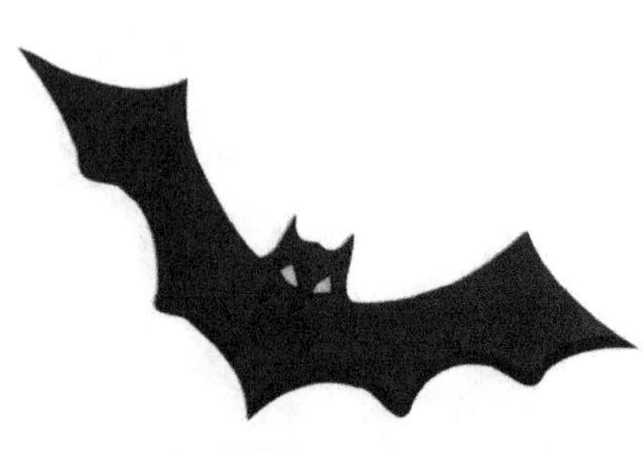

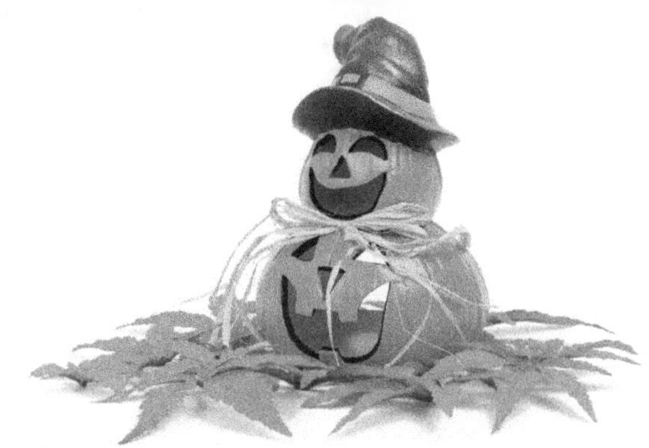

4		1		6		8		5
2			8	1	4			6
8	7	6		5		4	1	3
		2	5	9	1	7		
7		5	4		3	6		1
		9	6	7	8	2		
3	2	7		4		5	8	9
9			2	3	5			7
5		4		8		3		2

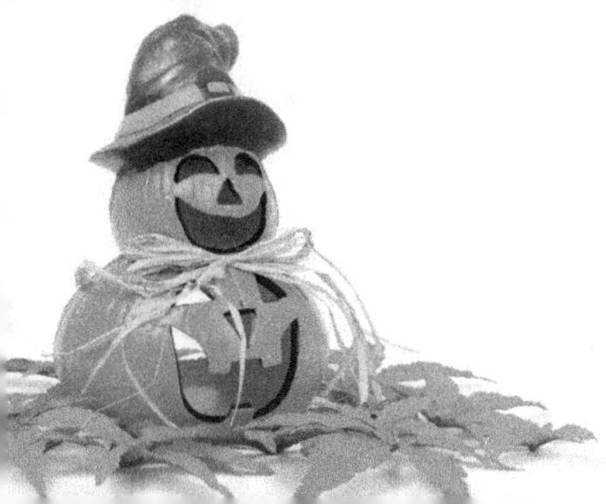

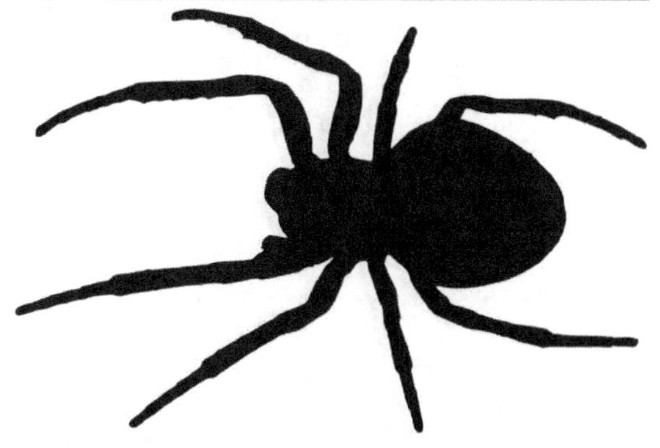

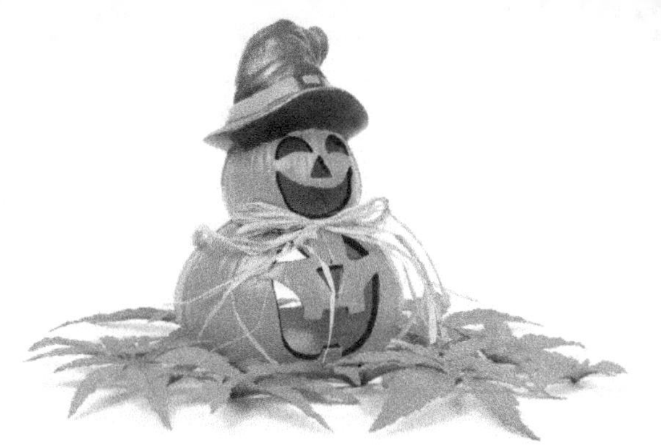

		3				2	9	
		7	8	5	4	1	6	3
6	4	1		2	9	8		
	2		4	7				
	8	9	5		6	4		1
	6	4		9	8		3	7
5	3	8		1		7		6
9	7				5		1	
	1			8	3	9		2

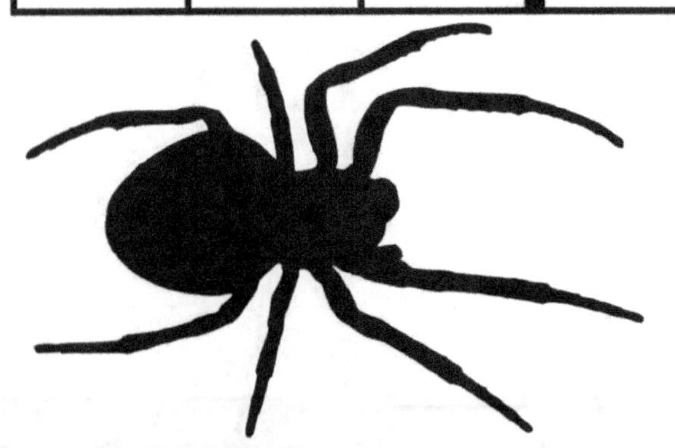

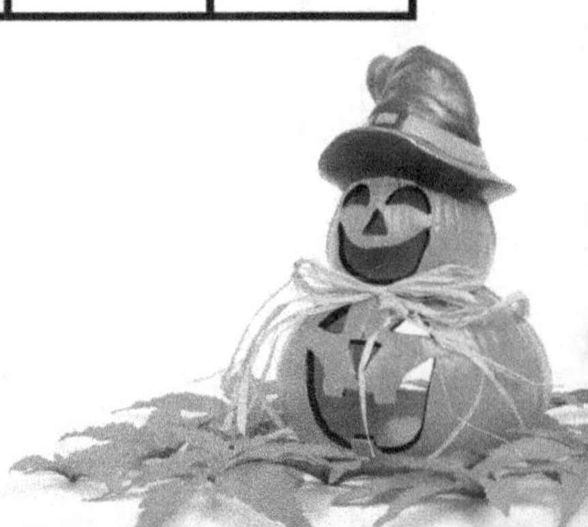

		7		9	4			1
	9			8				3
6		8			1			
			4	3	8		6	2
4	6		2	7	9	3	5	
2		3	1	6	5		9	4
				4		2		6
			7	1	6		3	5
9	3		8		2	4	1	7

3	7	9		2	6		1	
4	6		3	1	9	7		
5		1	7		4	6	9	
	8	5			3	2	4	1
9	3					5		
2	1	6	4			3	7	
	5	7	1	3	2	9		
6		3	8		7			2
			9				3	7

8		4		5	1			6
	1		3	6	7		8	
3		6	4	8	9			5
	8	7	5		2		1	
1	3	5		7		6		
9	4	2	6		3		5	7
				9		7		
	5		8		6		9	3
2		8			4		6	

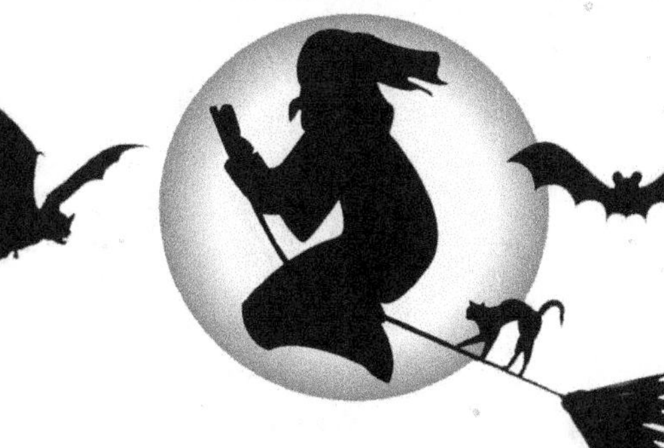

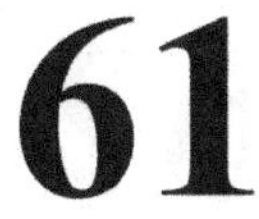

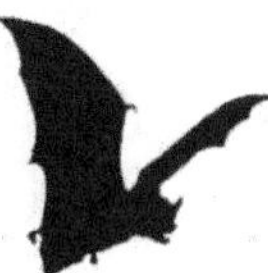

	2	9	7			3		8
4	3	8		2				
5	6	7		3		1	2	4
6			5	8	7	4		
	7	4	3	9			8	1
			4		2	7	9	6
9		6	8		3	2		5
		2		5	9			
3		5		7	1	6		9

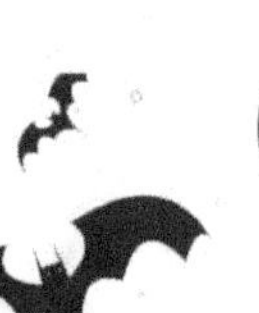
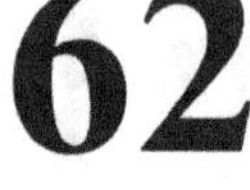

3	4			6		9	8	
8	6					4	7	1
		9	4	8	2	3		
		6			8	5	2	
2		7		4		6	1	9
		3	2				4	8
6	5	4	8	1		2		7
7	3		5	2	4		9	
	2			3	7	8		

3	6	7	4	8	1		2	9
4	5		7		9	3	1	
1		9					4	7
9	4		1		8			3
2				9		6		
5	7		6		2	9		
	9			1	5			2
8	3	2					6	5
7		5	2			4	9	8

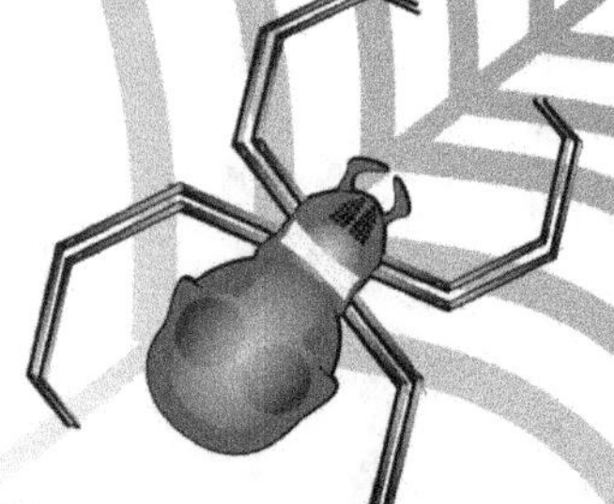

4		6	9		8		3	7
	2						9	
3		8	1		7		2	
7		5	2	9		8		1
			8	5			7	6
8		2			1		5	3
			5			3	8	
5	3	1		8	9	4	6	2
2			4	3	6		1	

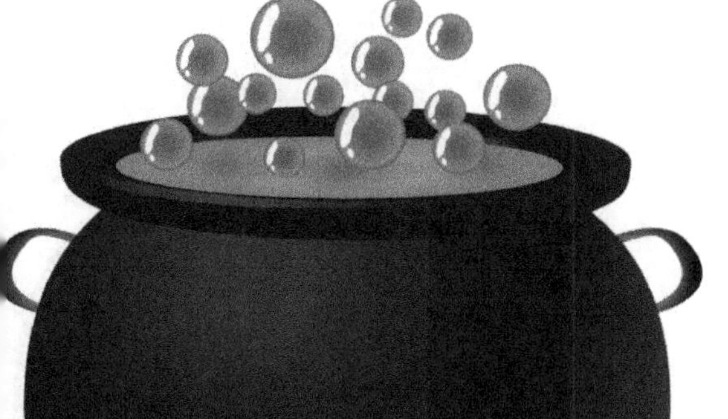

2		6		8			1	4
							2	
1		5	4	9				3
		2	1	4	7	3	5	
5		9	2	3	6	8	4	7
			8	5	9	2	6	
			9	2	5			8
7	5		3	6	4		9	2
9		4		1		5	3	

66

	1			5	7	2	3	9
2		9	3			1	6	7
	7	3	9		1	8	4	5
	6	7		1		4		2
5			8	6	4			1
3		1		7		5	8	
7	8	6	1		5	9	2	
9	2	5			6	7		3
1	3	4	7	9			5	

	7	9	1	6	3	2	4	
			8	4	2			
2	8	4		9		3	1	6
7		1	4		8	9		3
9	5		7	3	6		8	1
3		8	9		5	6		7
6	1	3		8		5	7	9
			6	7	1			
	2	7	3	5	9	1	6	

9	5		1	4	2		7	8
		4	8	6	9	1		
		1		5		9		
	3			2			6	
5	1	2	4	9	6	3	8	7
	6			3			9	
		5		8		7		
		6	2	7	4	8		
8	4		6	1	5		3	9

69

	8	9	2	4	3	7	5	
			9	5	6			
		5		1		6		
1	6		5	3	4		7	8
9	3	4	7	6	8	2	1	5
5	7		1	9	2		6	4
		6		8		5		
			6	7	5			
	5	7	3	2	9	1	8	

70

3	4	2	8	6	9	7	5	1
		1	5	7	4	3		
5		9		1		4		6
	2		3		1		7	
	3	8		9		2	4	
	9		4		8		6	
8		4		3		9		7
		7	9	8	5	6		
9	6	3	1	4	7	5	2	8

9								8
4	3						1	5
5		1	9	7	3	2		4
2	1	5	3	6	8	4	7	9
6	4	9	5	1	7	3	8	2
8	7	3	2	4	9	6	5	1
3		8	6	9	4	1		7
7	2						9	6
1								3

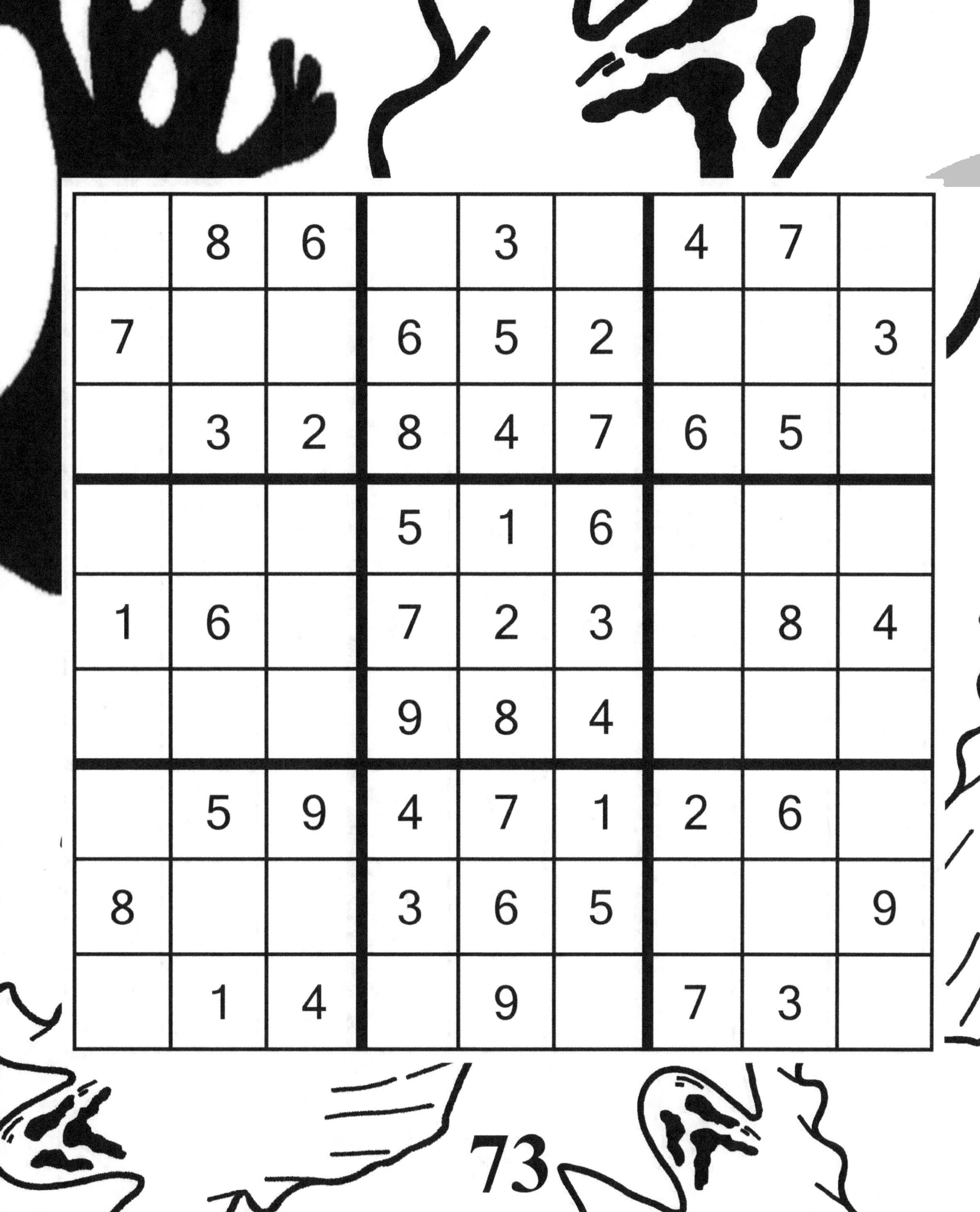

	8	6		3		4	7	
7			6	5	2			3
	3	2	8	4	7	6	5	
			5	1	6			
1	6		7	2	3		8	4
			9	8	4			
	5	9	4	7	1	2	6	
8			3	6	5			9
	1	4		9		7	3	

6	1	8				7	4	2
		9	6	2	1	8		
			4	8	7			
1		5		4		3		6
7	6	2	5	3	8	4	9	1
3		4		9		5		7
			2	7	3			
		6	9	1	5	2		
2	5	7				9	1	3

	4			1			7	
9	5		3	6	4		8	2
2	3	1	9		7	5	6	4
		2				4		
8	1	4	7	5	2	3	9	6
		3				7		
1	7	5	4		8	6	3	9
4	8		5	3	9		1	7
	2			7			4	

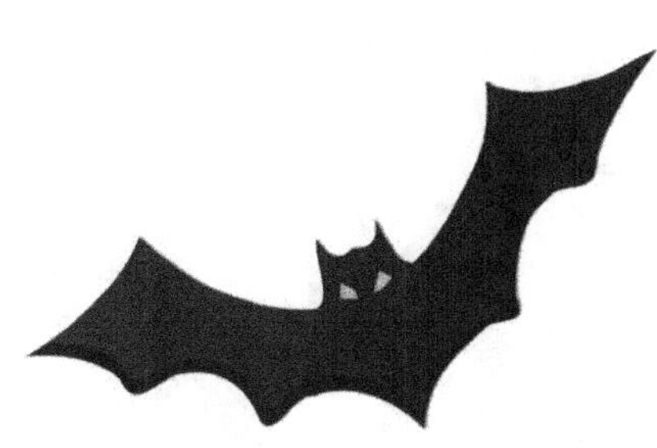

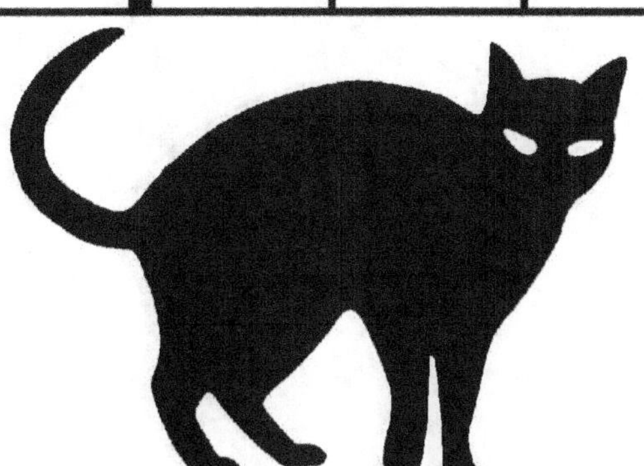

	9	3	1	5	8	6	2	
8			9	6	2			3
6			4	3	7			9
1		8				7		2
	4	2	6	7	3	9	8	
3		9				4		5
9			2	1	6			8
2			7	4	9			6
	1	6	3	8	5	2	9	

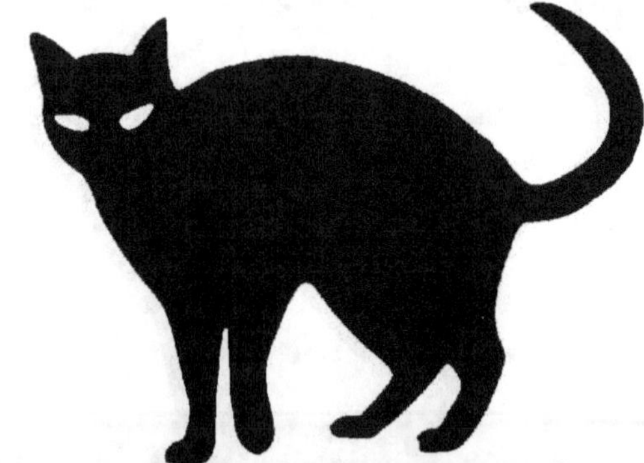

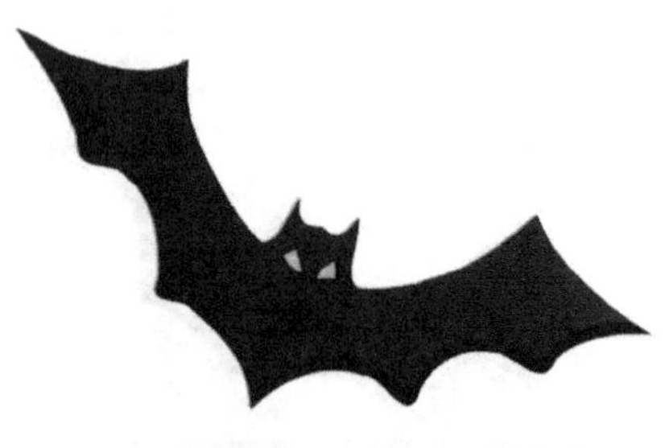

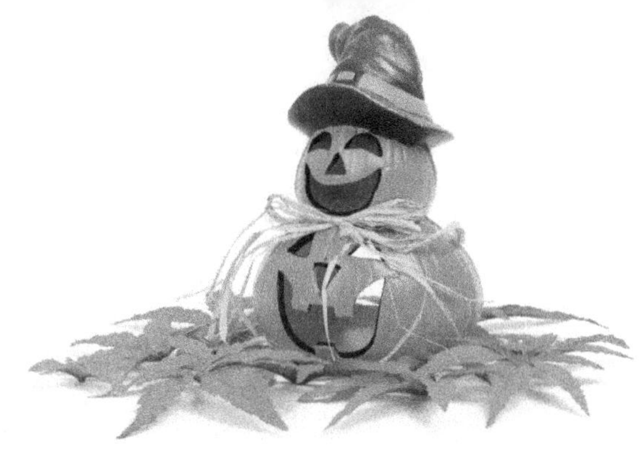

8	7	5	1		2	4	9	3
6			4	5	3			8
	4	3		9		5	1	
5	3			4			2	1
7	1	8				9	4	5
4	6			1			3	7
	8	7		2		3	6	
9			3	7	4			2
3	2	4	6		1	7	5	9

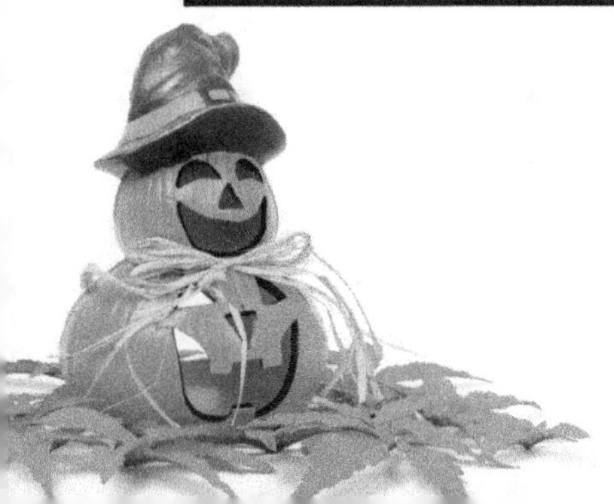

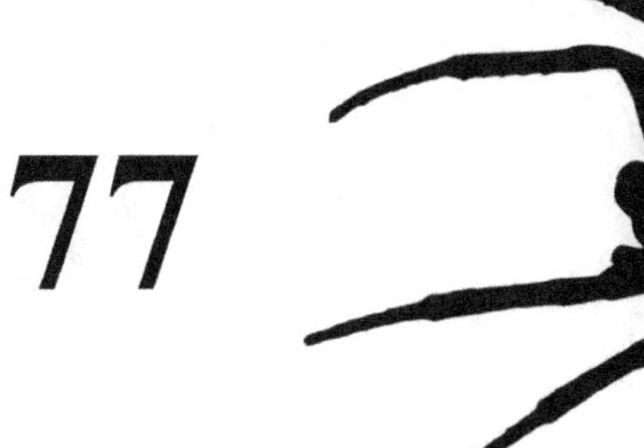

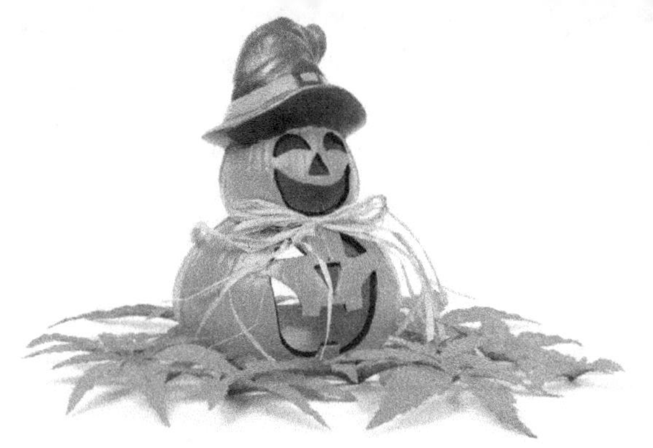

3	2	6	4		9			1
5	8	7						
4	1	9		8	3	6		
7			2	9	1	8		4
		1	8	4	7	9		
8		4	3	5	6			2
		5	7	1		2	4	9
						3	1	5
1			9		5	7	6	8

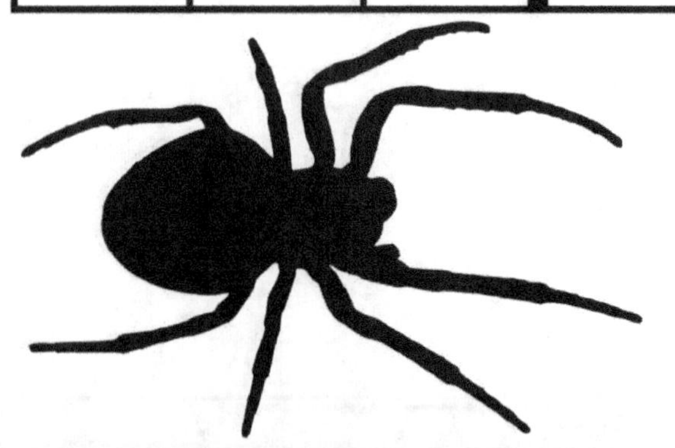

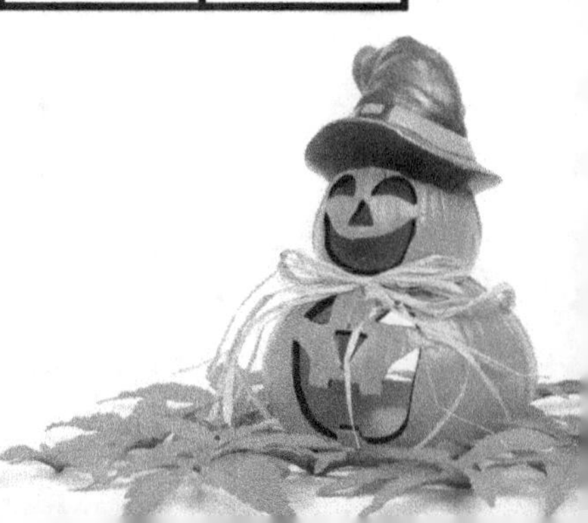

6		9	3	5	4		7	1
	5		7		9		3	4
3		4	6		1	5		
5	1	3	2			4	8	6
8				1				2
2	9	6			3	7	1	5
		5	1		2	9		8
9	8		4		5		6	
4	3		9	6	8	1		7

1	2	8			7			4
7	4	3				1		
6	5	9		1	2	7	8	
			8	5	3	9		1
		1	7	9	4	2		
9		4	2	6	1			
	6	7	1	4		8	2	9
		5				4	1	7
4			9			5	3	6

5	1	4		3			8	7
8		9			4		2	5
2	6	3	5	8	7	1		
		7	9		5	4	6	
6		1		4		7		9
	4	5	6		2	8		
		2	4	5	6	9	7	8
4	9		7			5		1
7	5			9		2	4	6

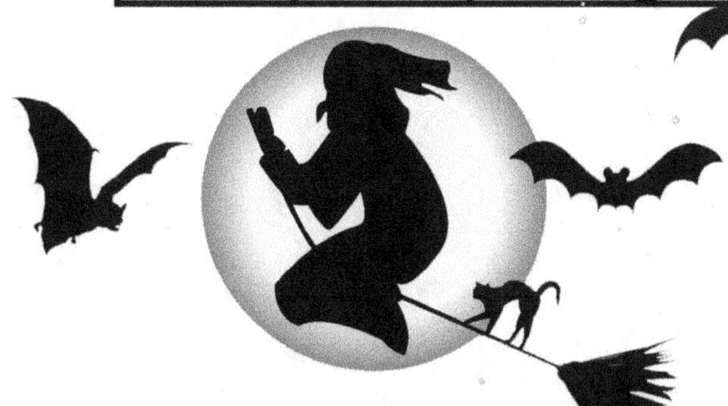
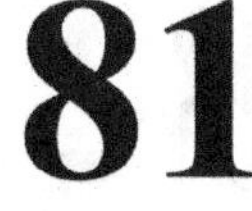

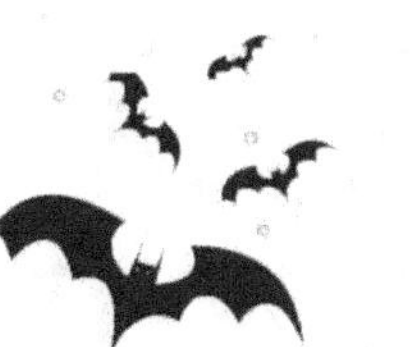

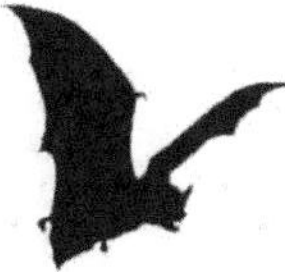

5	7	2		6		3		
3	9				1		2	
4		1	3	7		8		9
		4	6	9	5		7	
7		5	1	3	4	9		2
	1		8	2	7	5		
8		3		1	6	4		5
	5		2				8	6
		7		8		2	1	3

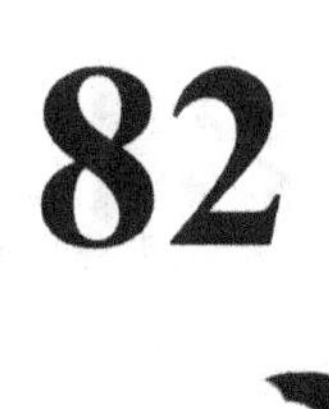

4					9		1	6
	1		2		4	3	9	7
		3	1	6		2	5	
	5	8	7	2			6	9
		2	3	9	6	5		
6	7			5	8	1	2	
	3	5		7	2	6		
2	6	4	9		3		8	
7	8		6					2

83

8		9	3			2	6	5
		2	7	8	5		3	9
3	1	5	6					7
2	9	3	8		7		5	
	6			5			9	
	5		2		6	7	4	3
4					2	9	1	8
9	2		4	3	8	5		
5	8	7			1	3		4

3	5		8	1	4	7		9
1	7			2			4	
		2				1		3
9			4	3	5			8
4	3		2	9	7		1	5
5			6	8	1			4
7		3				4		
	9			4			8	7
6		4	3	7	8		9	2

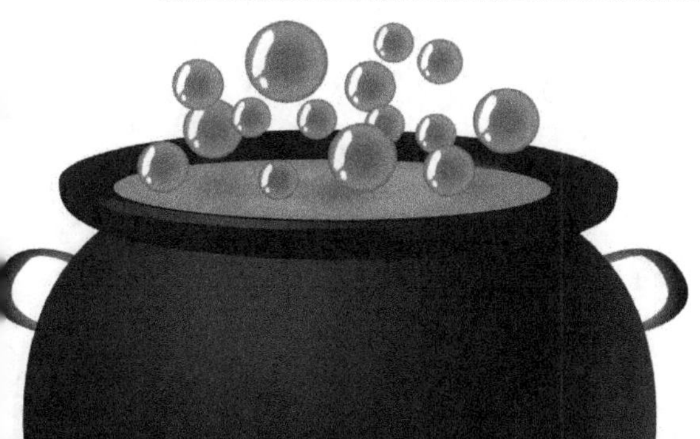

	9	7	8		3	6	5	4
3	4			6		8	9	7
5					4	3	1	2
9			4	5		2		6
	8		6	2	1		4	
6		4		3	7			1
1	7	6	5					9
8	3	2		4			6	5
4	5	9	3		6	1	2	

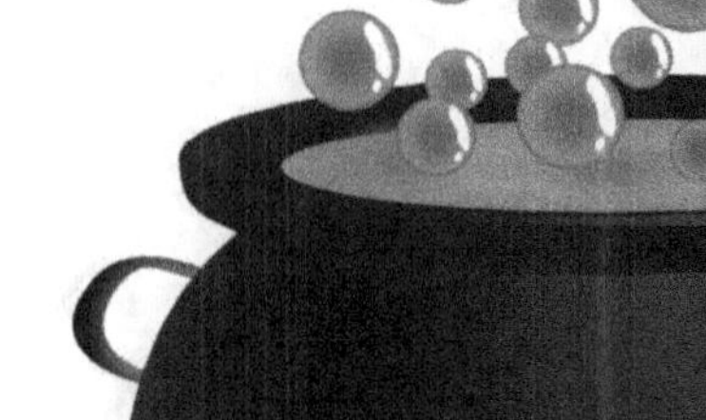

2								4
		8		3		5		
	9	5	4	7	8	1	3	
		4				3		
	5	6		4		2	1	
		2				6		
	2	1	8	9	7	4	6	
		3		5		9		
4								5

1	8		6		5	2		
9	7	5	8	2	4	3		
	6	2	7		1		9	5
3	1	4			9	6	7	2
	2			6			5	
7	5	6	2			1	8	9
2	4		9		6	5	3	
		1	3	5	8	7	2	4
		7	4		2		6	8

88

		9		6			3	
	5	4	2		1	9	6	8
8	1	6	9	3		7	2	
	3	2		4	8		9	
9		5	1	2	6	3		7
	4		3	5		2	8	
	2	8		1	3	4	7	9
7	6	1	4		2	8	5	
	9			8		6		

89

				9				
		8	4		6	7		
	2		3		8		4	
	7	1	2	6	4	3	5	
5			1	3	7			2
	6	3	9	8	5	4	7	
	4		8		9		6	
		2	5		3	9		
				4				

90

		7		6		8		
				8				
8		2	3	7	9	4		5
		5				9		
6	1	8		3		7	5	4
		4				3		
2		9	6	1	8	5		7
				2				
		3		9		2		

6		3		1		7		2
	1			5			4	
8			7		4			1
		2	4		6	1		
7	6						2	4
		4	3		9	5		
4			5		7			9
	7			9			3	
5		8		4		6		7

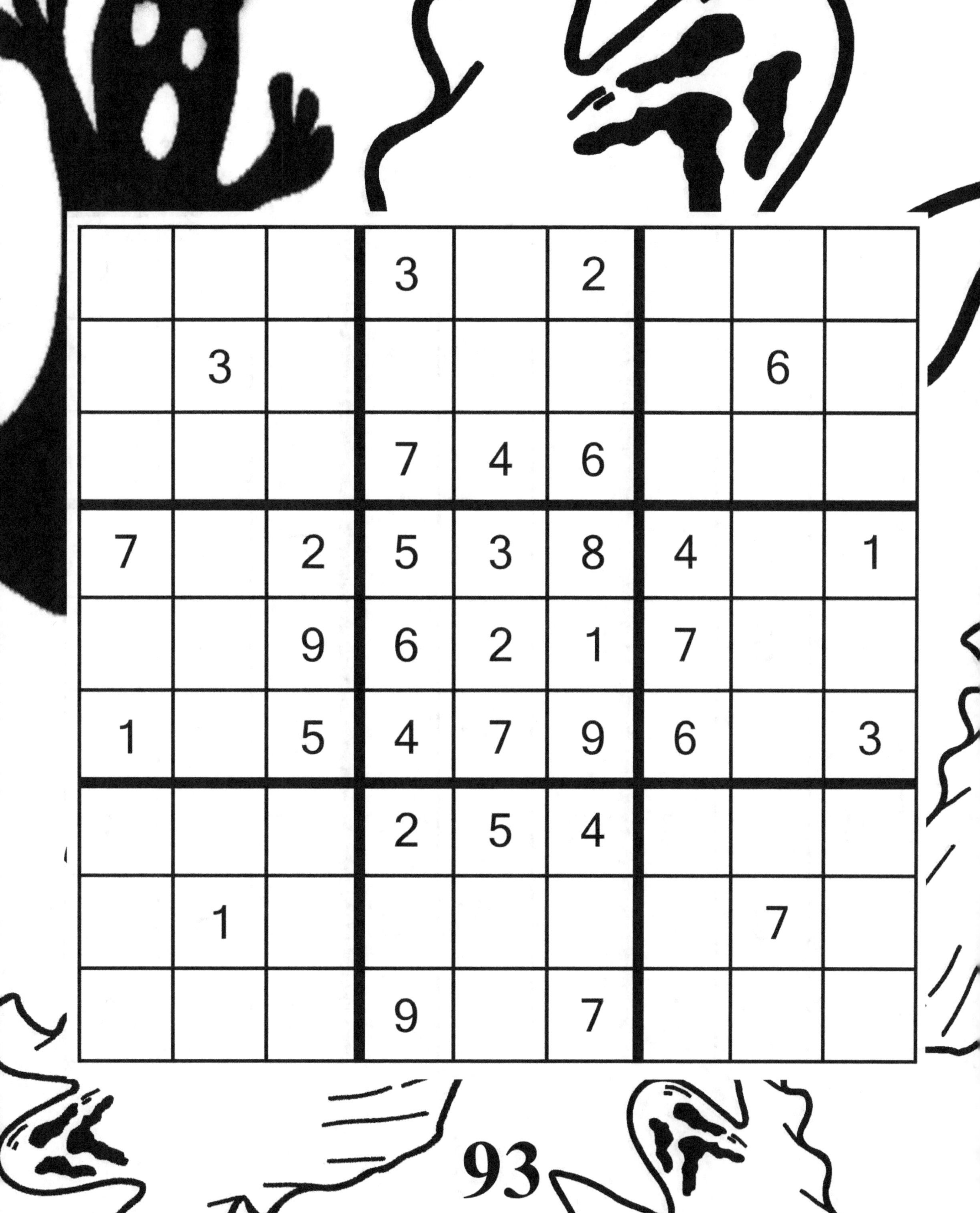

			3		2			
	3						6	
			7	4	6			
7		2	5	3	8	4		1
		9	6	2	1	7		
1		5	4	7	9	6		3
			2	5	4			
	1						7	
			9		7			

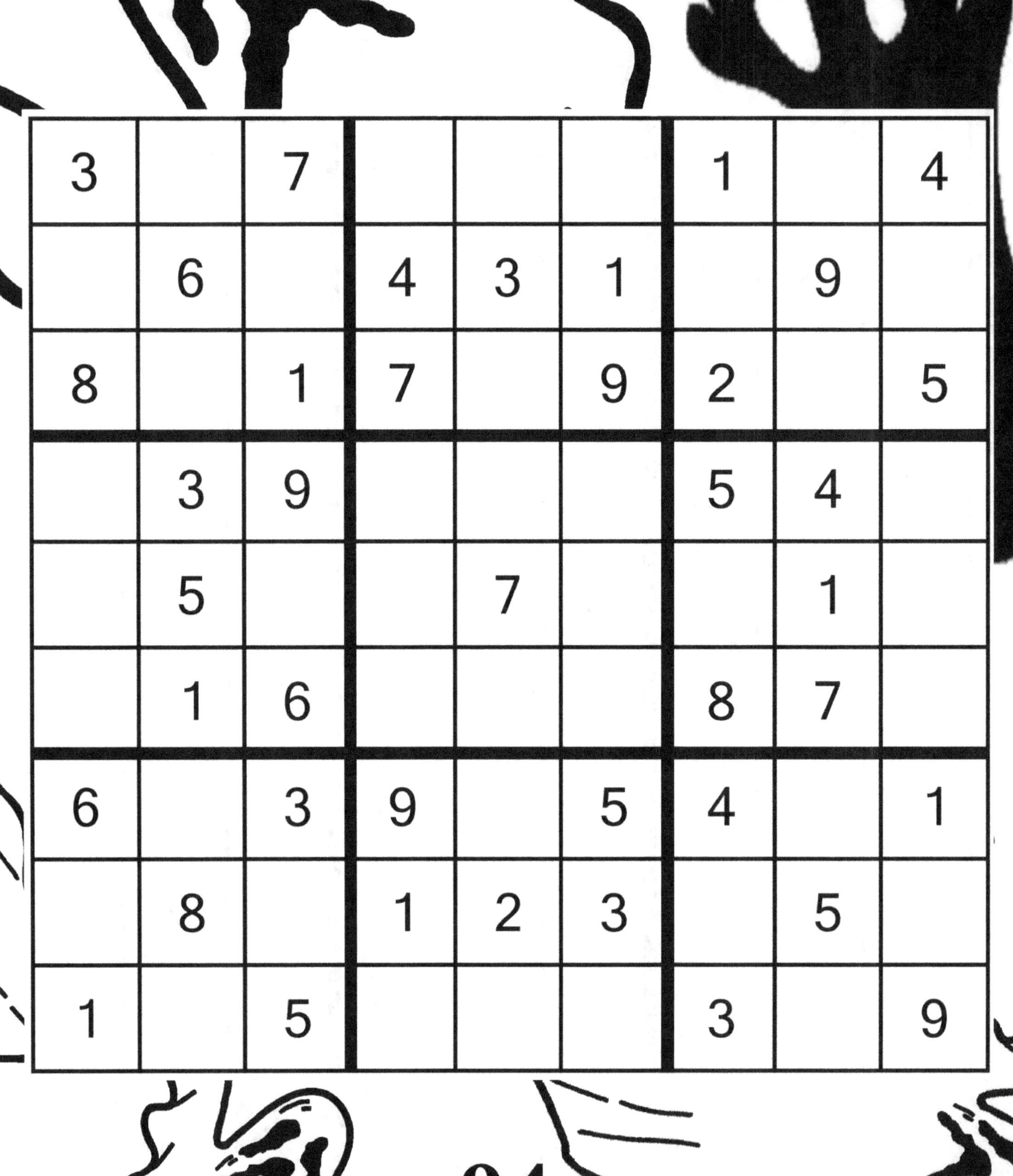

3		7				1		4
	6		4	3	1		9	
8		1	7		9	2		5
	3	9				5	4	
	5			7			1	
	1	6				8	7	
6		3	9		5	4		1
	8		1	2	3		5	
1		5				3		9

2			8		1			6
	6						8	
			6	9	5			
9		2	7	6	4	3		5
		3	2		8	6		
6		4	3	1	9	7		8
			5	4	2			
	1						3	
7			1		3			4

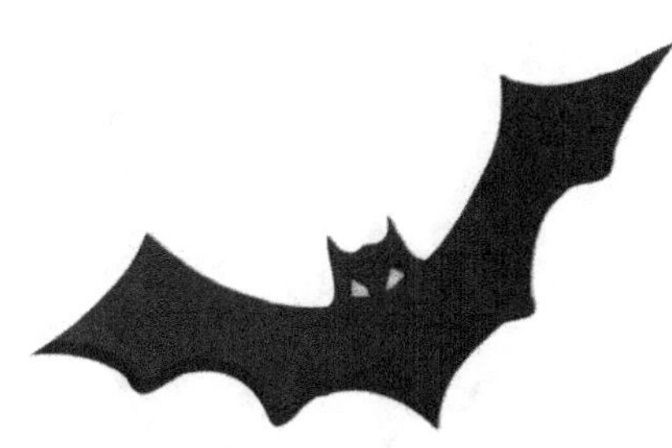

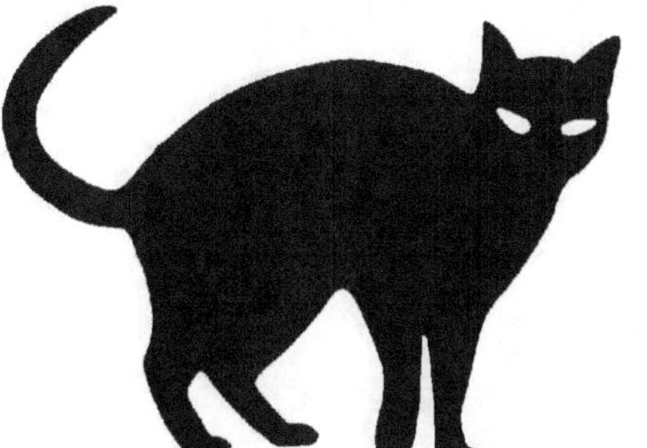

6			5		2			9
	7	9	3		1	8	5	
	8						3	
3	2		1		8		7	4
				3				
1	5		2		4		8	6
	6						1	
	1	5	8		6	4	9	
7			4		5			8

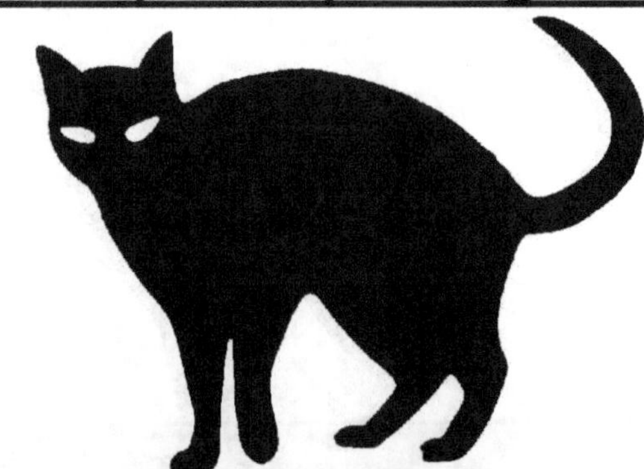

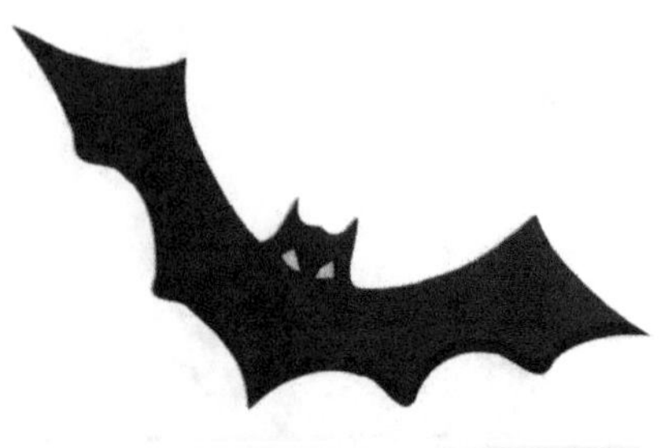

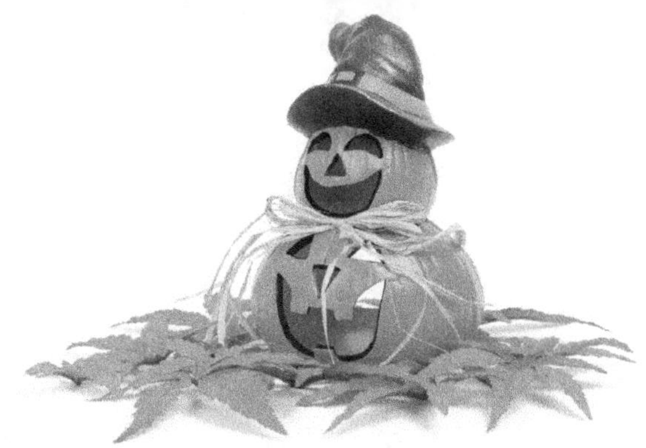

	8			3			7	
7								3
		3	7	1	9	2		
		6		7		8		
8		1	5	9	4	6		7
		7		8		9		
		9	8	4	7	3		
3								8
	7			2			4	

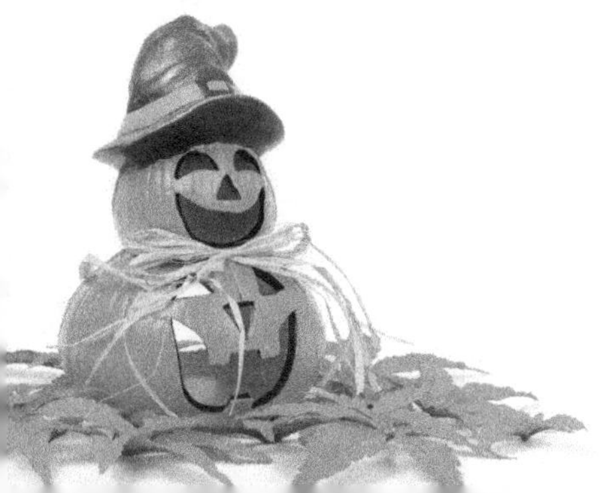

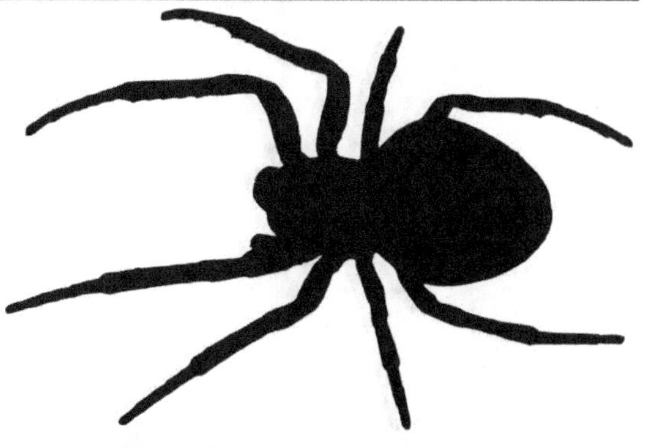

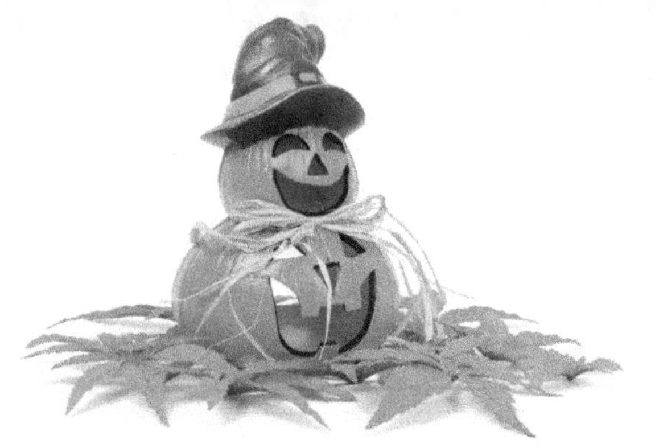

				3				
	7	6	2	5	1	8	9	
	1						7	
	4		3	7	5		8	
1	2		9		6		4	7
	8		1	2	4		5	
	5						2	
	3	1	5	4	2	7	6	
				9				

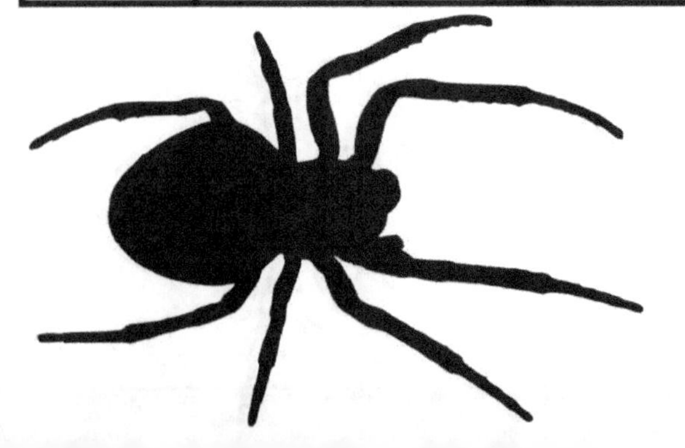

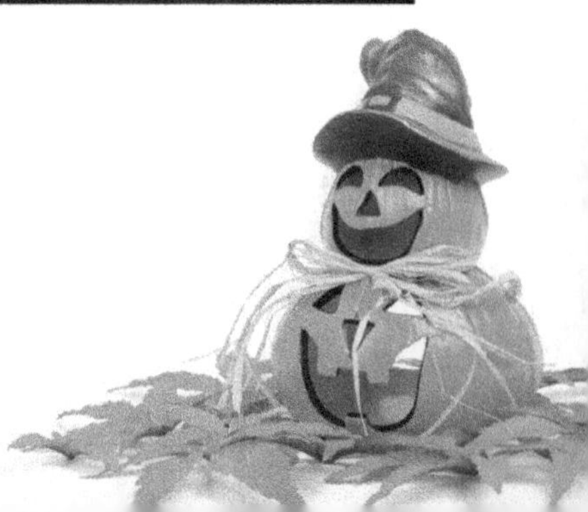

	8		7		3		1	
9		7				2		6
	1	5				8	7	
5			1	7	9			8
			5	6	8			
1			3	2	4			7
	9	1				7	5	
6		3				1		4
	5		2		1		6	

2	6		7		1		3	9
1				5				7
				9				
9				7				2
	2	6	9	1	4	3	8	
5				2				4
				6				
6				3				8
3	5		4		9		2	6

Решение Страница 1

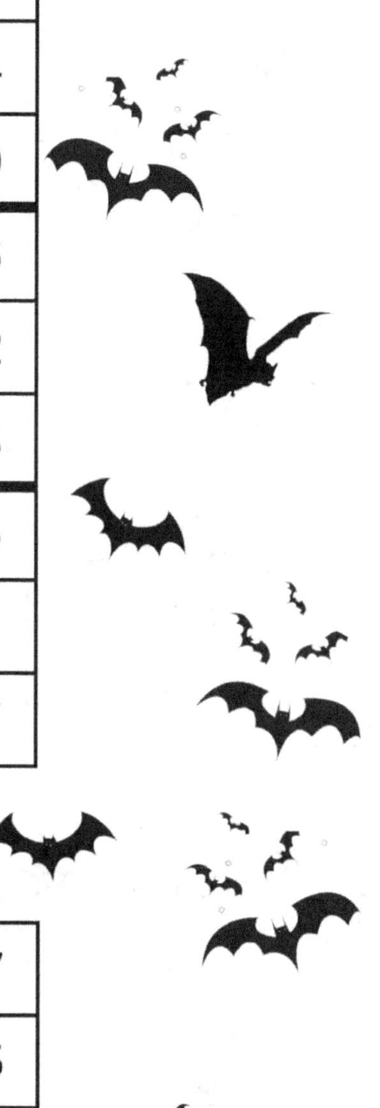

4	3	1	9	2	7	5	6	8
6	5	9	8	1	3	2	7	4
8	7	2	5	6	4	1	3	9
3	2	7	1	8	9	4	5	6
1	6	4	7	3	5	9	8	2
9	8	5	2	4	6	7	1	3
2	9	6	3	7	1	8	4	5
7	4	8	6	5	2	3	9	1
5	1	3	4	9	8	6	2	7

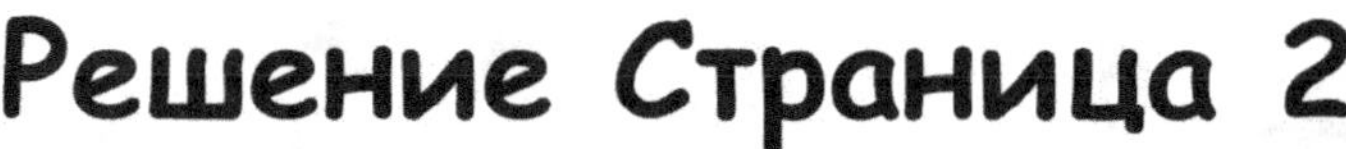

Решение Страница 2

5	2	1	3	6	9	8	4	7
9	3	6	4	8	7	1	2	5
4	7	8	1	2	5	6	9	3
1	5	2	9	7	3	4	8	6
3	8	9	6	4	1	7	5	2
7	6	4	8	5	2	3	1	9
2	1	5	7	3	4	9	6	8
6	9	3	2	1	8	5	7	4
8	4	7	5	9	6	2	3	1

Решение Страница 3

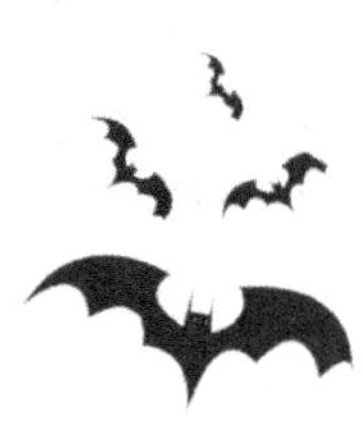

1	6	9	5	3	7	8	2	4
4	5	3	1	2	8	6	7	9
7	8	2	4	6	9	1	5	3
5	9	7	6	1	3	2	4	8
6	3	8	2	7	4	9	1	5
2	4	1	9	8	5	3	6	7
3	2	5	8	4	1	7	9	6
9	7	6	3	5	2	4	8	1
8	1	4	7	9	6	5	3	2

Решение Страница 4

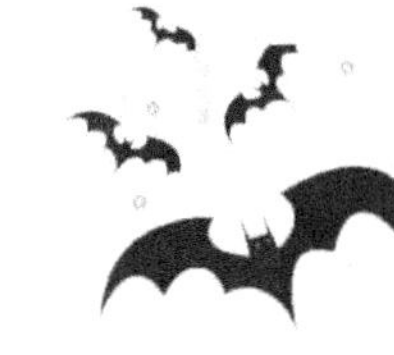

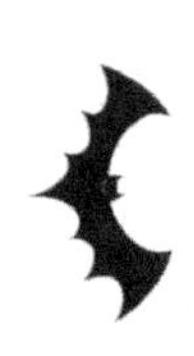

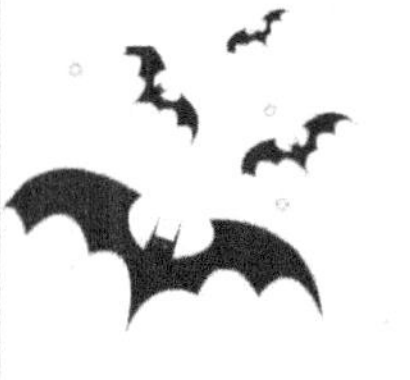

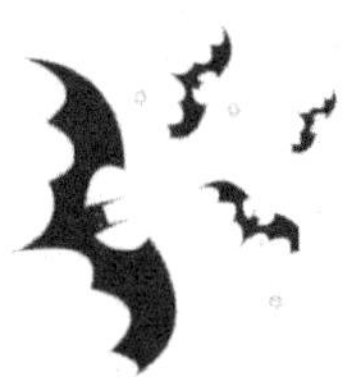

6	4	3	8	5	2	9	1	7
7	5	8	4	9	1	2	6	3
2	9	1	7	6	3	4	8	5
8	6	2	3	4	5	7	9	1
9	7	5	1	2	8	6	3	4
3	1	4	6	7	9	8	5	2
4	8	7	5	1	6	3	2	9
5	3	9	2	8	4	1	7	6
1	2	6	9	3	7	5	4	8

Решение Страница 5

4	3	8	6	7	5	2	9	1
9	5	7	2	8	1	3	6	4
2	1	6	9	3	4	8	5	7
6	4	3	8	1	7	9	2	5
8	2	5	4	9	6	1	7	3
7	9	1	3	5	2	6	4	8
1	8	4	5	2	9	7	3	6
3	6	2	7	4	8	5	1	9
5	7	9	1	6	3	4	8	2

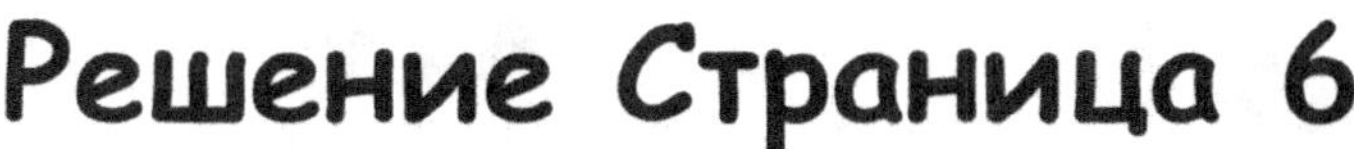

Решение Страница 6

4	6	3	5	1	9	2	8	7
7	8	5	6	4	2	3	9	1
9	1	2	3	8	7	6	4	5
3	4	9	7	6	5	8	1	2
6	2	8	1	9	4	7	5	3
5	7	1	2	3	8	4	6	9
8	3	6	9	2	1	5	7	4
1	5	4	8	7	3	9	2	6
2	9	7	4	5	6	1	3	8

Решение Страница 7

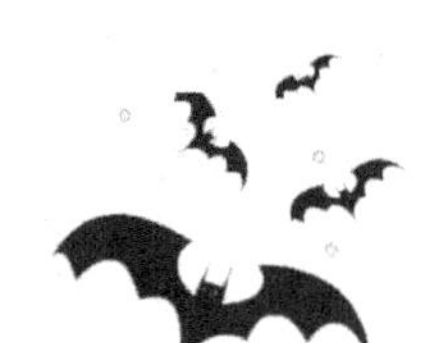

6	9	4	5	8	2	1	3	7
1	3	7	9	6	4	8	2	5
8	2	5	1	7	3	6	9	4
3	4	6	8	2	5	7	1	9
2	1	8	7	9	6	5	4	3
5	7	9	4	3	1	2	6	8
7	8	3	6	1	9	4	5	2
9	5	1	2	4	8	3	7	6
4	6	2	3	5	7	9	8	1

Решение Страница 8

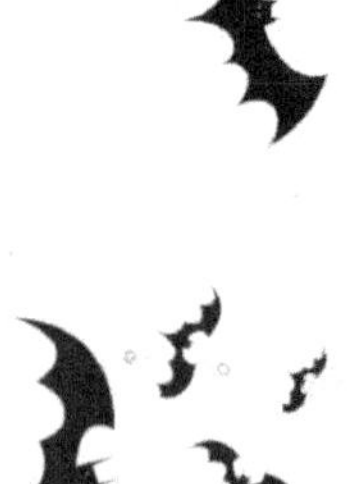
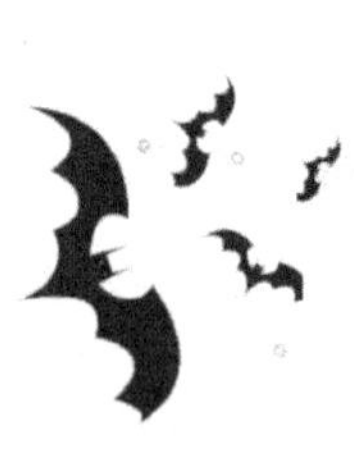

3	5	6	8	9	4	7	1	2
7	2	4	5	1	3	8	9	6
9	1	8	6	2	7	4	5	3
5	7	3	9	8	1	2	6	4
8	4	1	7	6	2	9	3	5
6	9	2	4	3	5	1	7	8
1	8	5	3	4	9	6	2	7
2	6	7	1	5	8	3	4	9
4	3	9	2	7	6	5	8	1

Решение Страница 9

5	3	1	4	9	8	2	7	6
8	2	4	3	6	7	9	1	5
7	6	9	5	1	2	8	3	4
3	1	7	8	2	5	4	6	9
2	9	8	7	4	6	1	5	3
6	4	5	1	3	9	7	2	8
9	8	3	6	7	1	5	4	2
4	7	2	9	5	3	6	8	1
1	5	6	2	8	4	3	9	7

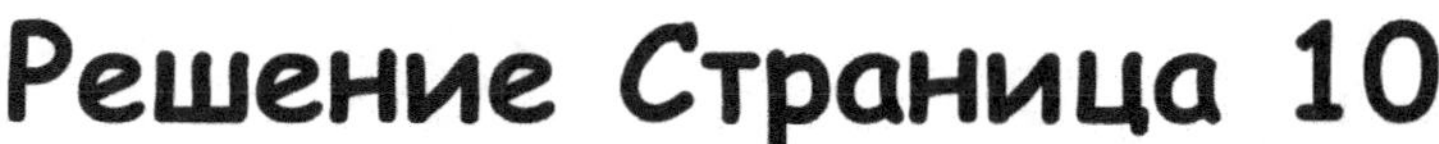

Решение Страница 10

6	3	4	2	8	9	1	7	5
8	1	2	6	5	7	3	4	9
7	5	9	3	4	1	2	8	6
3	7	8	4	2	5	9	6	1
2	6	1	9	7	3	8	5	4
4	9	5	1	6	8	7	3	2
5	2	3	7	9	6	4	1	8
1	4	6	8	3	2	5	9	7
9	8	7	5	1	4	6	2	3

Решение Страница 11

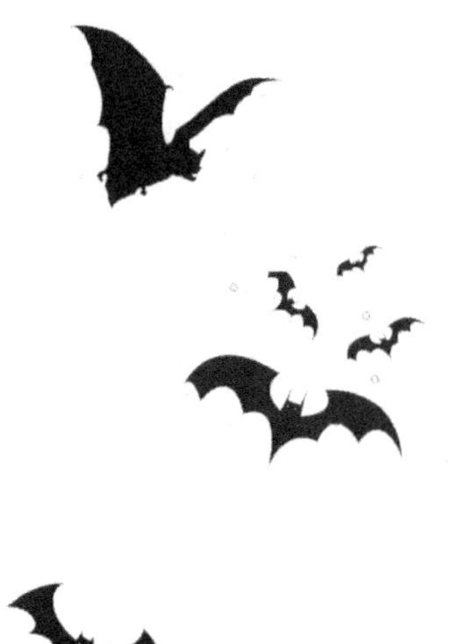

6	7	3	2	4	9	1	8	5
2	8	9	5	1	7	4	3	6
1	4	5	3	8	6	9	7	2
4	5	7	6	9	3	8	2	1
3	9	2	1	7	8	6	5	4
8	1	6	4	5	2	7	9	3
9	3	1	8	2	4	5	6	7
5	2	8	7	6	1	3	4	9
7	6	4	9	3	5	2	1	8

Решение Страница 12

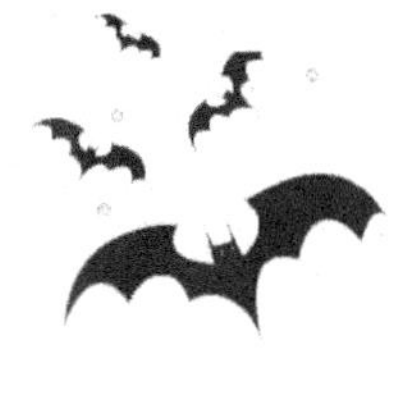

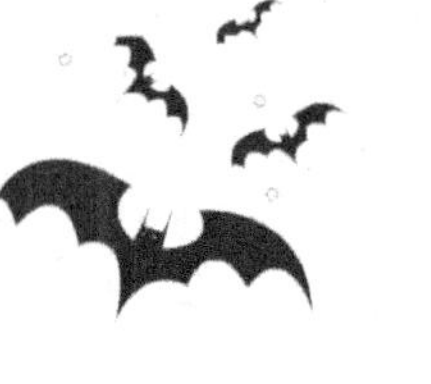

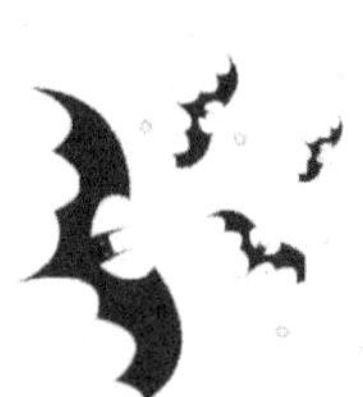

7	4	1	5	9	2	8	3	6
5	9	2	6	8	3	7	4	1
6	3	8	4	7	1	2	5	9
2	1	5	7	4	8	9	6	3
3	7	6	9	2	5	4	1	8
9	8	4	1	3	6	5	7	2
1	6	9	2	5	4	3	8	7
8	5	7	3	6	9	1	2	4
4	2	3	8	1	7	6	9	5

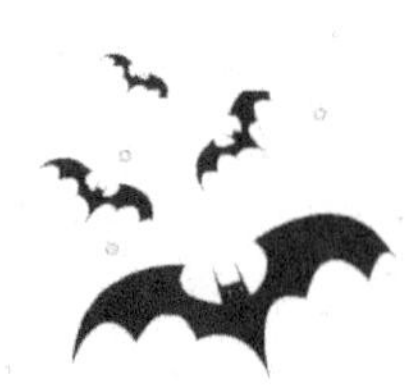

Решение Страница 13

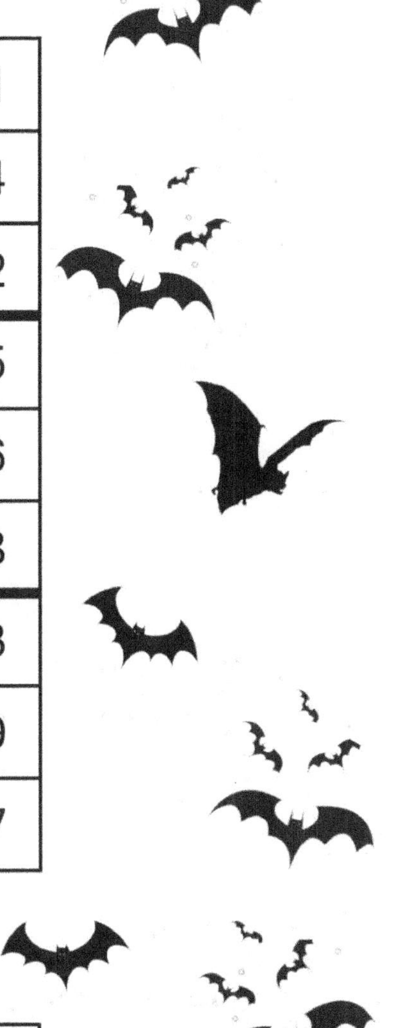

7	4	5	6	2	8	9	3	1
1	9	2	3	5	7	6	8	4
3	8	6	1	9	4	5	7	2
6	7	9	2	8	1	3	4	5
8	2	4	7	3	5	1	9	6
5	3	1	4	6	9	7	2	8
4	5	7	9	1	2	8	6	3
2	6	8	5	7	3	4	1	9
9	1	3	8	4	6	2	5	7

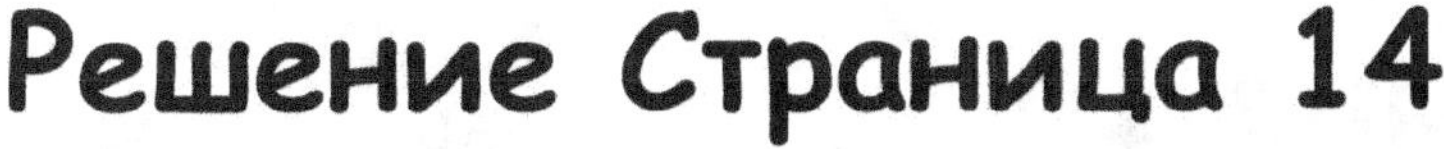

Решение Страница 14

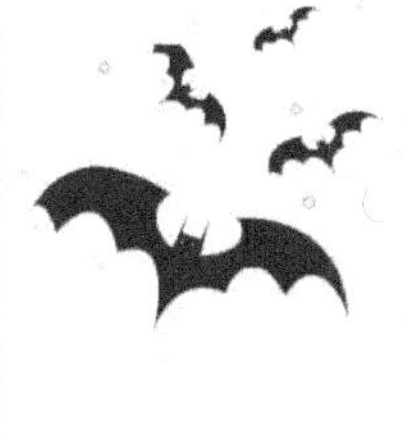

3	4	6	9	7	5	2	8	1
2	1	5	3	4	8	7	9	6
7	8	9	1	2	6	4	3	5
9	6	7	8	3	2	1	5	4
8	3	4	5	1	7	9	6	2
1	5	2	6	9	4	8	7	3
6	9	3	4	8	1	5	2	7
4	7	8	2	5	3	6	1	9
5	2	1	7	6	9	3	4	8

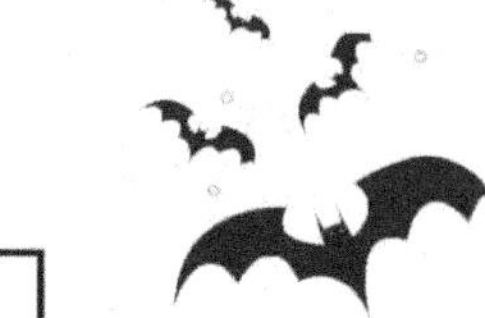

Решение Страница 15

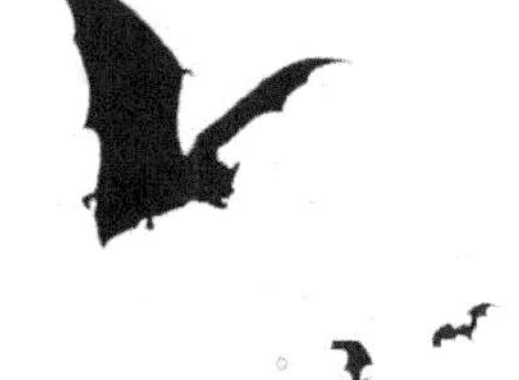

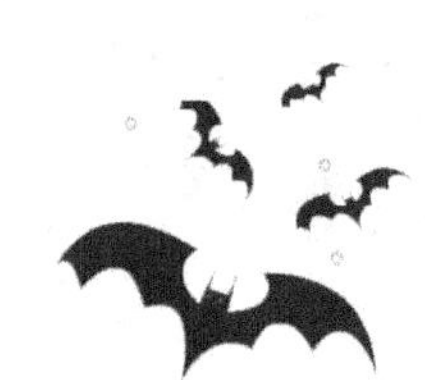

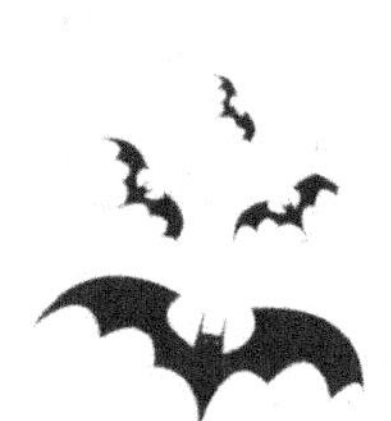

4	3	7	5	9	1	8	2	6
2	8	1	3	6	4	9	7	5
9	5	6	2	7	8	3	4	1
8	2	9	4	5	6	7	1	3
1	6	4	7	3	9	2	5	8
5	7	3	1	8	2	6	9	4
7	4	5	6	2	3	1	8	9
6	9	2	8	1	5	4	3	7
3	1	8	9	4	7	5	6	2

Решение Страница 16

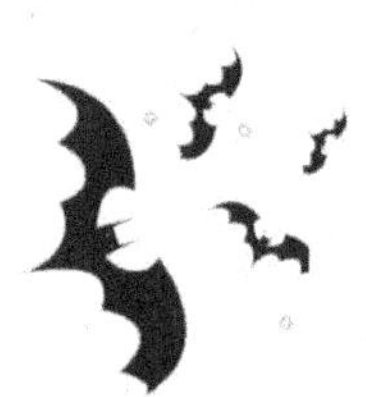

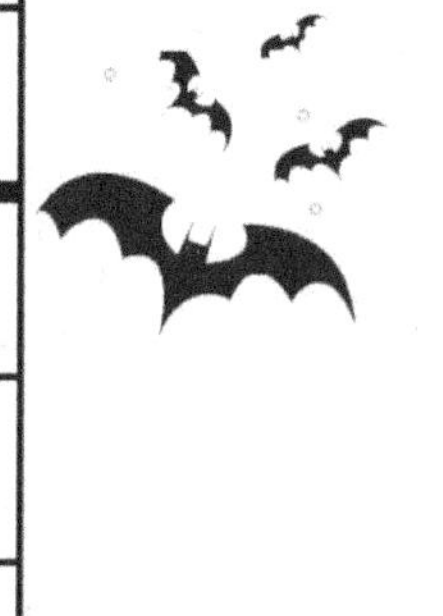

8	7	9	5	2	6	4	3	1
4	3	5	7	8	1	9	6	2
2	6	1	9	3	4	8	5	7
3	9	8	2	6	7	1	4	5
6	2	4	1	5	8	7	9	3
1	5	7	4	9	3	2	8	6
7	8	2	3	4	5	6	1	9
5	1	6	8	7	9	3	2	4
9	4	3	6	1	2	5	7	8

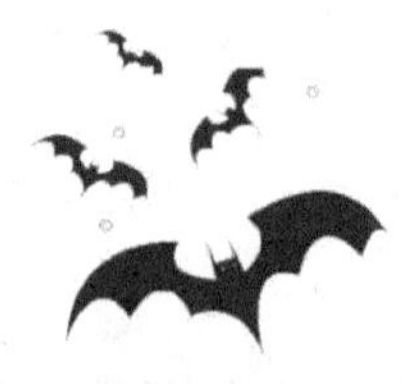

Решение Страница 17

8	5	1	4	3	7	9	6	2
6	4	2	8	5	9	1	3	7
7	3	9	6	1	2	4	5	8
9	1	7	5	8	3	6	2	4
2	6	3	9	4	1	7	8	5
5	8	4	7	2	6	3	9	1
1	7	5	3	9	8	2	4	6
3	2	8	1	6	4	5	7	9
4	9	6	2	7	5	8	1	3

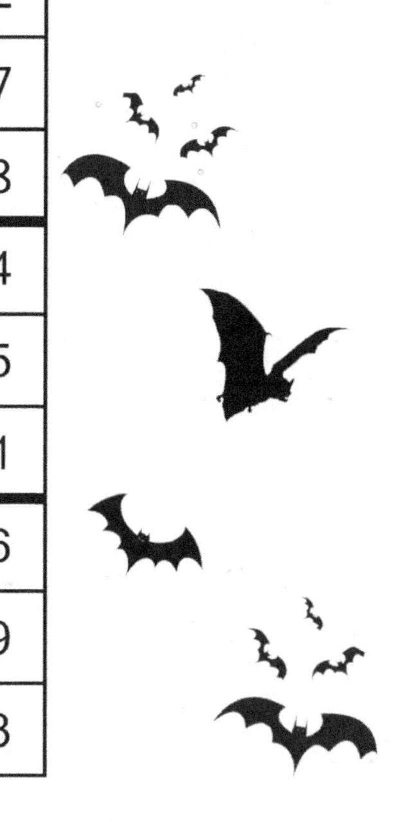

Решение Страница 18

3	2	7	8	6	1	4	9	5
8	1	5	4	9	2	3	6	7
4	6	9	3	7	5	8	2	1
2	3	1	7	4	8	6	5	9
7	4	6	2	5	9	1	8	3
5	9	8	1	3	6	7	4	2
9	7	3	5	8	4	2	1	6
1	5	4	6	2	7	9	3	8
6	8	2	9	1	3	5	7	4

Решение Страница 19

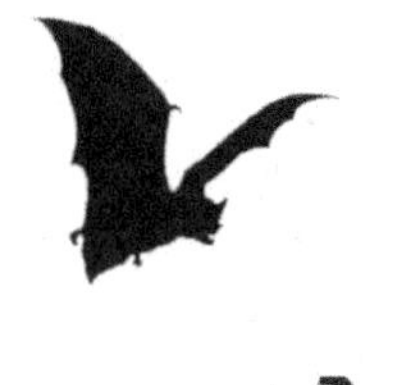

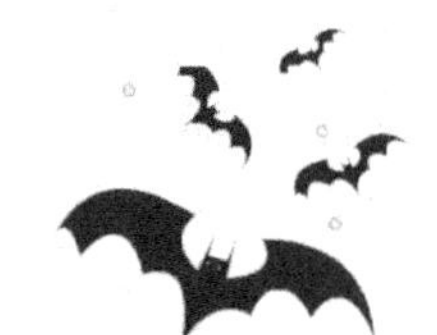

4	9	3	1	5	7	8	6	2
8	2	5	4	9	6	1	3	7
1	6	7	8	3	2	4	5	9
2	1	4	6	7	3	9	8	5
6	7	9	5	8	1	2	4	3
5	3	8	9	2	4	6	7	1
7	4	1	3	6	9	5	2	8
3	5	6	2	1	8	7	9	4
9	8	2	7	4	5	3	1	6

Решение Страница 20

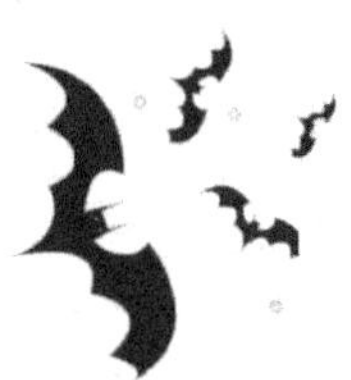

4	3	8	9	1	7	2	6	5
7	5	2	8	3	6	9	4	1
1	6	9	5	4	2	8	7	3
9	4	1	2	7	3	6	5	8
2	7	6	4	5	8	1	3	9
5	8	3	6	9	1	4	2	7
6	1	4	3	8	5	7	9	2
8	9	5	7	2	4	3	1	6
3	2	7	1	6	9	5	8	4

Решение Страница 21

8	2	7	6	5	4	9	3	1
9	5	3	7	2	1	8	6	4
4	1	6	8	3	9	7	5	2
6	4	8	5	1	2	3	9	7
3	7	5	4	9	6	2	1	8
1	9	2	3	7	8	5	4	6
2	6	4	9	8	3	1	7	5
5	3	1	2	4	7	6	8	9
7	8	9	1	6	5	4	2	3

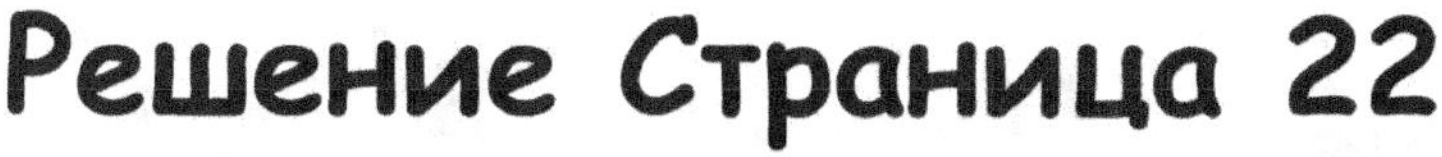

Решение Страница 22

5	2	3	1	6	4	9	8	7
9	6	4	5	8	7	1	2	3
1	8	7	3	9	2	5	6	4
6	3	5	4	7	9	2	1	8
8	1	2	6	3	5	7	4	9
7	4	9	2	1	8	6	3	5
2	5	1	7	4	3	8	9	6
3	7	8	9	2	6	4	5	1
4	9	6	8	5	1	3	7	2

Решение Страница 23

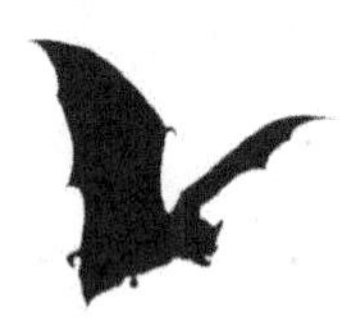

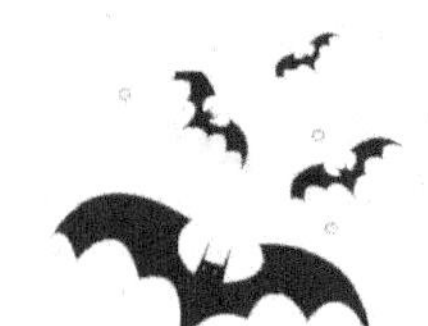

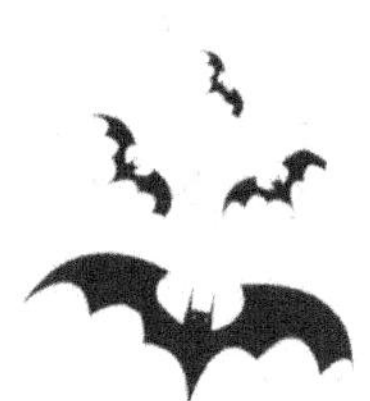

7	8	4	6	2	5	9	3	1
6	9	5	4	3	1	8	7	2
2	3	1	7	8	9	5	6	4
9	5	7	2	1	6	4	8	3
8	1	2	5	4	3	7	9	6
3	4	6	8	9	7	2	1	5
5	2	9	1	6	8	3	4	7
4	6	8	3	7	2	1	5	9
1	7	3	9	5	4	6	2	8

Решение Страница 24

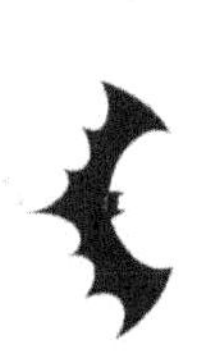

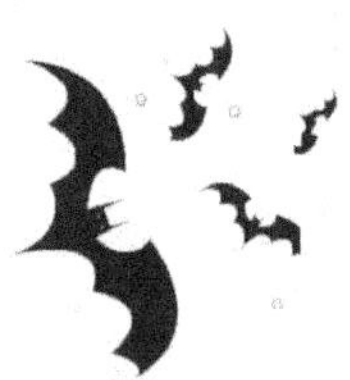

6	1	4	9	8	2	5	7	3
3	9	7	5	1	4	6	2	8
5	2	8	7	3	6	4	1	9
8	7	6	1	5	9	3	4	2
4	5	1	8	2	3	9	6	7
9	3	2	4	6	7	8	5	1
1	6	3	2	4	8	7	9	5
7	4	5	3	9	1	2	8	6
2	8	9	6	7	5	1	3	4

Решение Страница 25

7	5	8	2	1	6	3	9	4
9	1	3	4	5	7	6	2	8
2	4	6	3	8	9	7	5	1
3	2	1	8	4	5	9	6	7
6	8	7	1	9	2	5	4	3
4	9	5	6	7	3	8	1	2
8	3	2	9	6	4	1	7	5
5	6	4	7	3	1	2	8	9
1	7	9	5	2	8	4	3	6

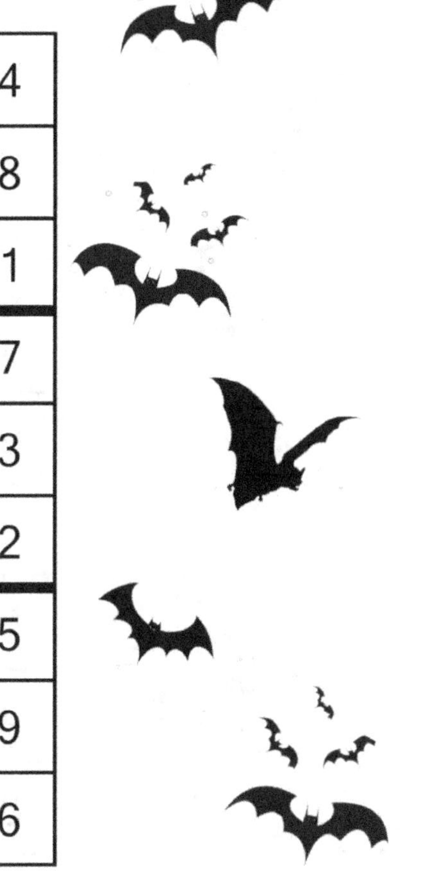

Решение Страница 26

6	1	4	8	7	9	3	5	2
3	2	7	5	1	4	9	8	6
8	9	5	6	2	3	4	1	7
4	3	8	1	6	2	5	7	9
7	6	1	4	9	5	8	2	3
9	5	2	7	3	8	6	4	1
1	8	3	2	5	6	7	9	4
2	4	9	3	8	7	1	6	5
5	7	6	9	4	1	2	3	8

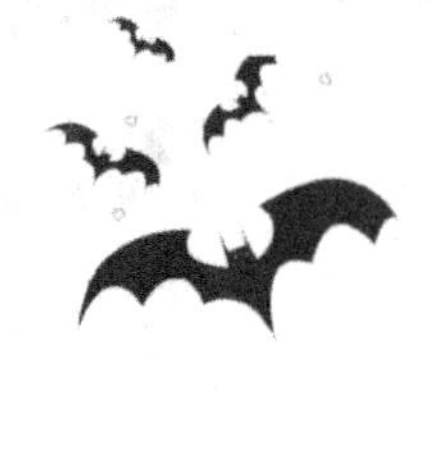

Решение Страница 27

6	9	8	2	4	5	3	1	7
3	7	4	1	8	9	5	6	2
2	5	1	6	7	3	9	8	4
1	4	6	8	5	7	2	3	9
9	3	2	4	6	1	7	5	8
7	8	5	3	9	2	1	4	6
5	6	7	9	3	8	4	2	1
4	1	9	5	2	6	8	7	3
8	2	3	7	1	4	6	9	5

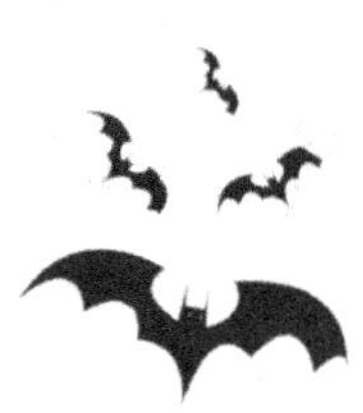

Решение Страница 28

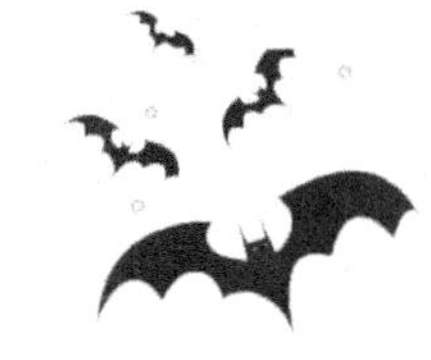

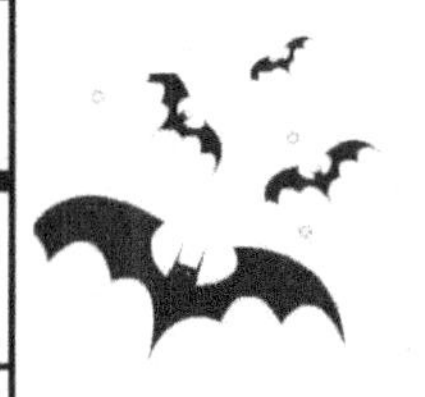

2	6	1	7	5	3	9	8	4
4	9	7	8	6	2	3	1	5
5	3	8	4	1	9	2	6	7
3	2	4	6	9	7	1	5	8
9	1	6	5	4	8	7	3	2
7	8	5	3	2	1	4	9	6
6	7	9	1	8	4	5	2	3
1	5	3	2	7	6	8	4	9
8	4	2	9	3	5	6	7	1

Решение Страница 29

9	7	4	3	6	5	1	8	2
8	2	1	7	9	4	5	6	3
3	6	5	1	8	2	4	9	7
4	8	3	9	2	6	7	1	5
5	1	6	4	7	3	9	2	8
7	9	2	5	1	8	3	4	6
1	3	8	2	4	7	6	5	9
6	5	9	8	3	1	2	7	4
2	4	7	6	5	9	8	3	1

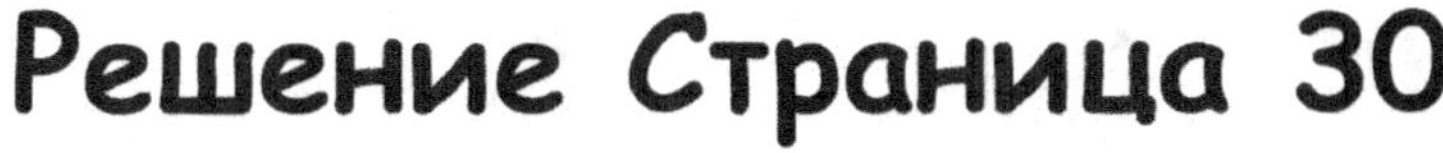

6	3	4	8	9	7	2	5	1
9	1	5	2	3	6	7	4	8
8	7	2	4	5	1	6	3	9
5	2	8	9	6	4	1	7	3
3	4	6	7	1	5	9	8	2
1	9	7	3	2	8	4	6	5
7	8	9	1	4	3	5	2	6
2	6	3	5	7	9	8	1	4
4	5	1	6	8	2	3	9	7

Решение Страница 31

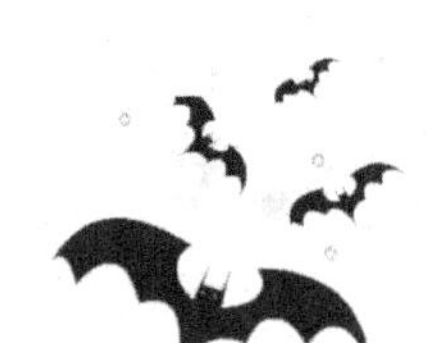

9	5	7	3	4	2	6	8	1
8	1	2	6	7	5	3	4	9
4	3	6	9	8	1	5	7	2
2	9	5	8	6	4	1	3	7
7	4	8	5	1	3	9	2	6
3	6	1	2	9	7	4	5	8
5	7	9	4	2	6	8	1	3
6	2	4	1	3	8	7	9	5
1	8	3	7	5	9	2	6	4

Решение Страница 32

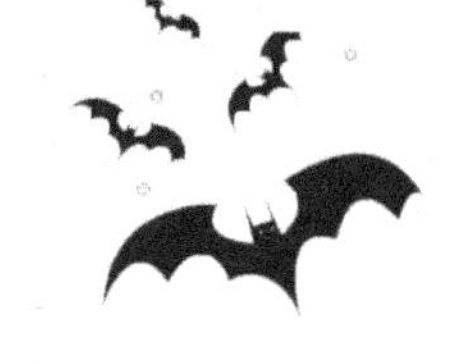

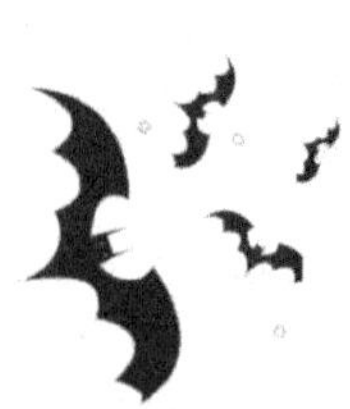
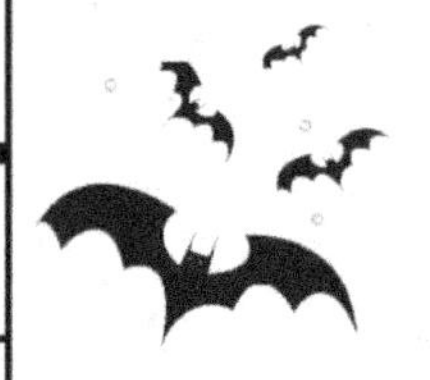

6	4	2	9	3	7	8	5	1
9	8	1	5	4	2	6	3	7
5	7	3	8	6	1	2	4	9
2	6	5	3	1	4	9	7	8
7	9	8	2	5	6	3	1	4
1	3	4	7	9	8	5	6	2
4	5	6	1	2	9	7	8	3
3	2	7	4	8	5	1	9	6
8	1	9	6	7	3	4	2	5

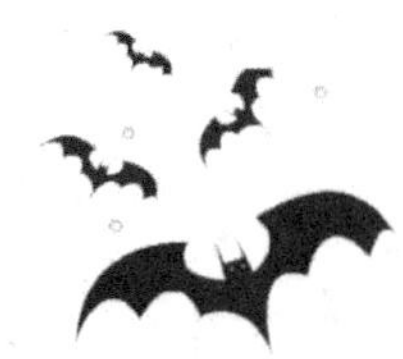

Решение Страница 33

2	3	5	4	1	7	6	9	8
7	9	6	8	3	2	5	4	1
1	4	8	5	9	6	2	3	7
9	8	1	2	5	4	7	6	3
4	5	2	7	6	3	8	1	9
6	7	3	9	8	1	4	2	5
3	1	7	6	2	5	9	8	4
5	2	9	3	4	8	1	7	6
8	6	4	1	7	9	3	5	2

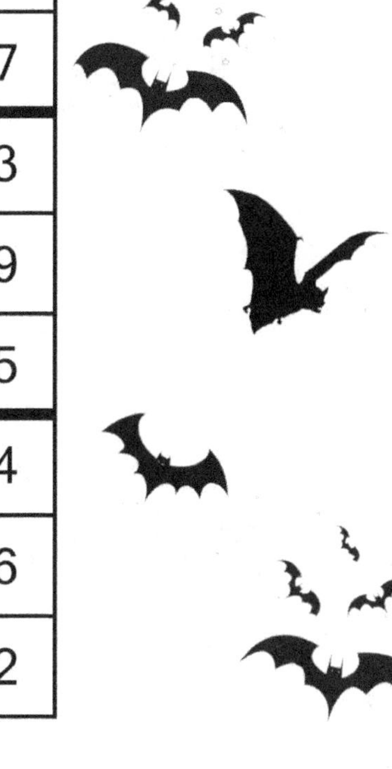

Решение Страница 34

6	4	7	3	5	9	1	8	2
8	3	2	7	1	4	5	9	6
1	5	9	8	6	2	7	3	4
5	9	8	6	2	7	4	1	3
2	7	6	4	3	1	8	5	9
3	1	4	9	8	5	2	6	7
9	8	1	2	4	6	3	7	5
7	2	3	5	9	8	6	4	1
4	6	5	1	7	3	9	2	8

Решение Страница 35

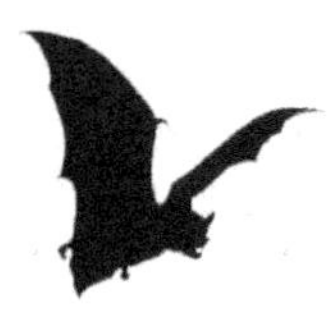
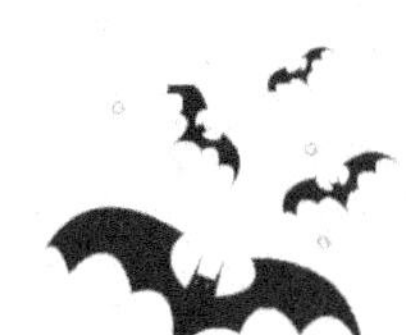

8	2	9	5	6	4	1	3	7
4	1	7	9	2	3	6	8	5
6	3	5	1	8	7	9	4	2
1	5	3	6	4	8	7	2	9
7	9	8	2	1	5	4	6	3
2	4	6	3	7	9	8	5	1
3	8	4	7	5	1	2	9	6
9	7	2	4	3	6	5	1	8
5	6	1	8	9	2	3	7	4

Решение Страница 36

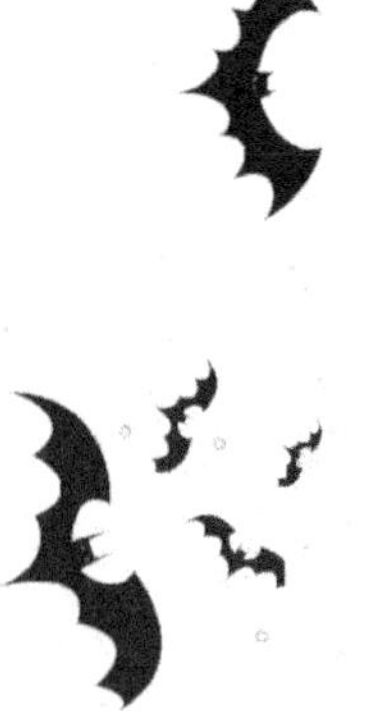
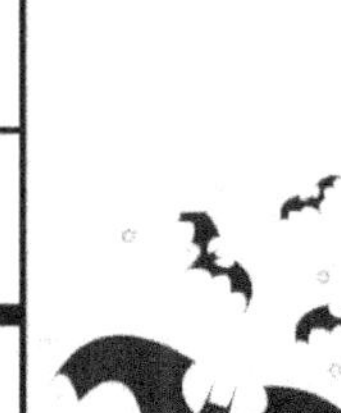

4	3	1	6	7	9	8	2	5
6	8	5	4	3	2	1	9	7
2	7	9	1	5	8	4	6	3
1	9	3	2	4	7	5	8	6
5	6	8	9	1	3	2	7	4
7	2	4	5	8	6	9	3	1
8	4	7	3	9	5	6	1	2
3	1	6	8	2	4	7	5	9
9	5	2	7	6	1	3	4	8

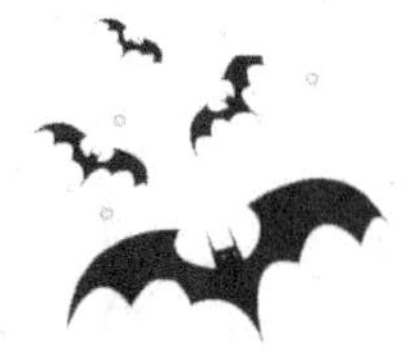
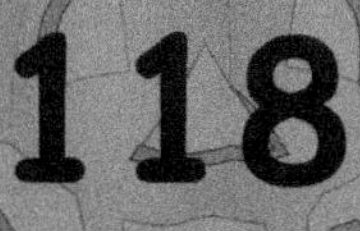

Решение Страница 37

9	1	6	3	7	5	8	2	4
8	2	3	9	1	4	6	7	5
7	5	4	8	6	2	1	3	9
6	8	1	7	2	9	5	4	3
4	7	2	5	3	6	9	8	1
5	3	9	1	4	8	7	6	2
3	4	8	6	9	1	2	5	7
1	6	7	2	5	3	4	9	8
2	9	5	4	8	7	3	1	6

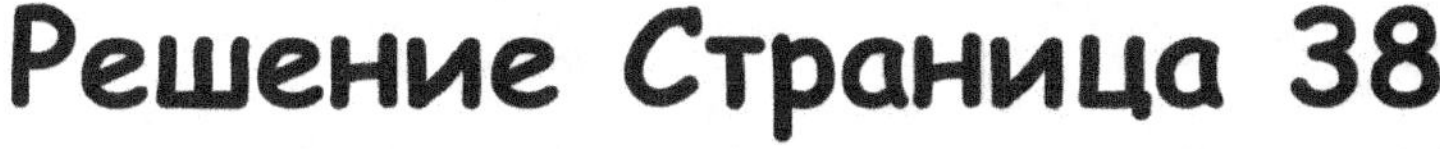

Решение Страница 38

5	7	1	3	6	4	9	2	8
4	8	2	7	9	5	1	6	3
6	3	9	8	2	1	4	5	7
3	1	5	9	8	2	7	4	6
9	6	8	1	4	7	2	3	5
7	2	4	5	3	6	8	1	9
8	9	6	2	1	3	5	7	4
2	5	3	4	7	9	6	8	1
1	4	7	6	5	8	3	9	2

Решение Страница 39

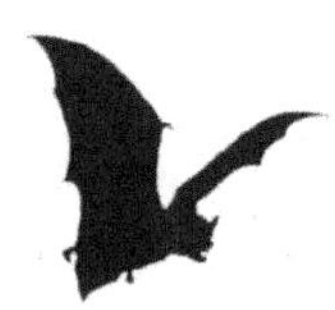
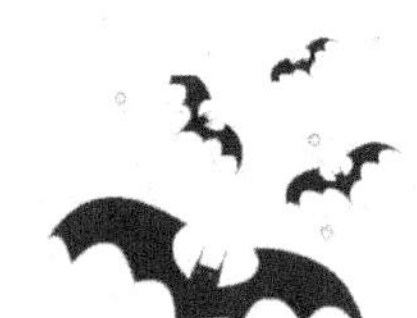
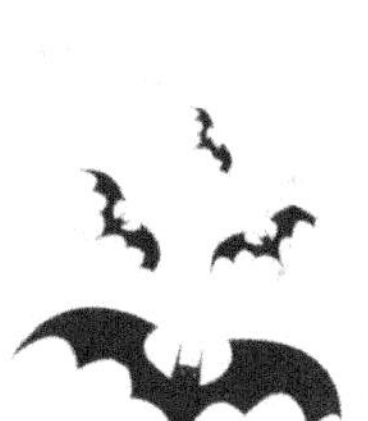

8	2	1	6	9	3	4	7	5
6	5	7	8	2	4	3	1	9
3	9	4	5	1	7	2	6	8
1	4	9	2	6	8	7	5	3
7	6	5	4	3	1	8	9	2
2	3	8	7	5	9	1	4	6
5	1	6	3	4	2	9	8	7
9	8	2	1	7	6	5	3	4
4	7	3	9	8	5	6	2	1

Решение Страница 40

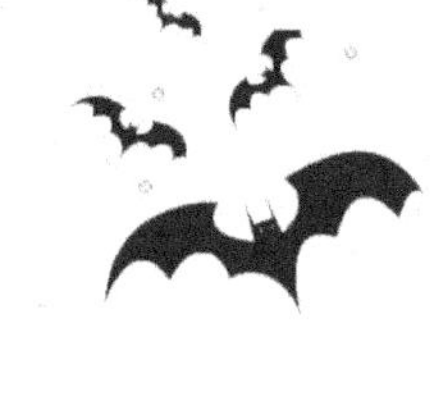

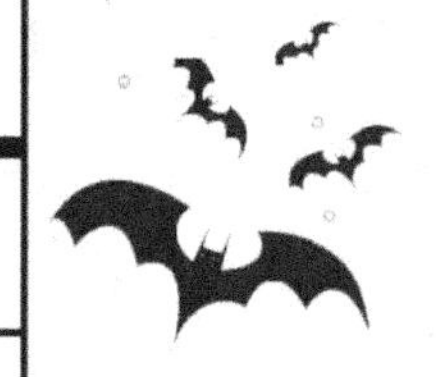
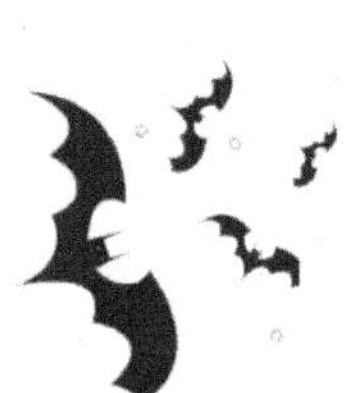

1	6	4	8	7	5	3	9	2
9	5	3	6	4	2	7	1	8
7	2	8	1	9	3	6	4	5
6	1	9	3	8	4	5	2	7
3	7	5	2	6	1	9	8	4
8	4	2	9	5	7	1	6	3
2	3	7	4	1	9	8	5	6
4	9	6	5	3	8	2	7	1
5	8	1	7	2	6	4	3	9

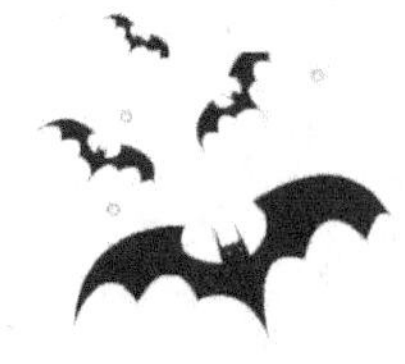

Решение Страница 41

9	1	2	6	8	3	7	4	5
4	5	8	7	1	9	2	6	3
7	3	6	4	2	5	8	9	1
1	8	9	3	6	7	5	2	4
3	6	5	1	4	2	9	7	8
2	4	7	9	5	8	3	1	6
6	2	3	8	7	1	4	5	9
5	9	1	2	3	4	6	8	7
8	7	4	5	9	6	1	3	2

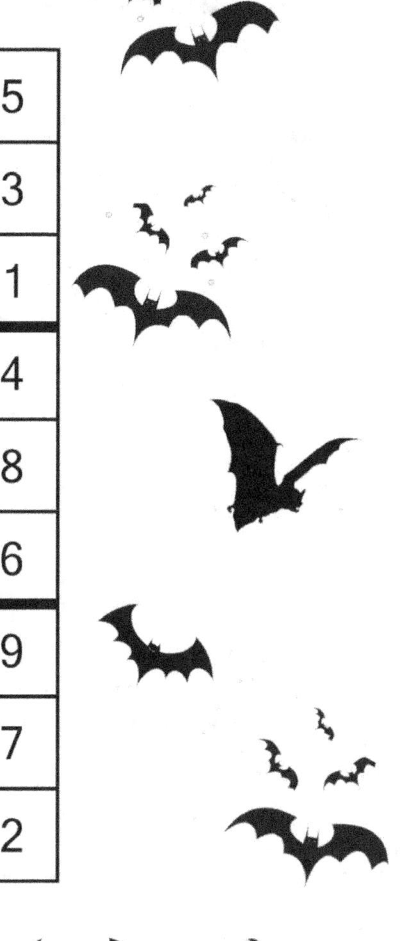

Решение Страница 42

7	3	2	4	1	5	8	9	6
5	8	4	6	9	2	1	7	3
6	1	9	3	8	7	4	5	2
4	7	8	1	3	6	5	2	9
9	5	1	7	2	8	6	3	4
2	6	3	9	5	4	7	8	1
8	4	5	2	6	9	3	1	7
3	2	7	8	4	1	9	6	5
1	9	6	5	7	3	2	4	8

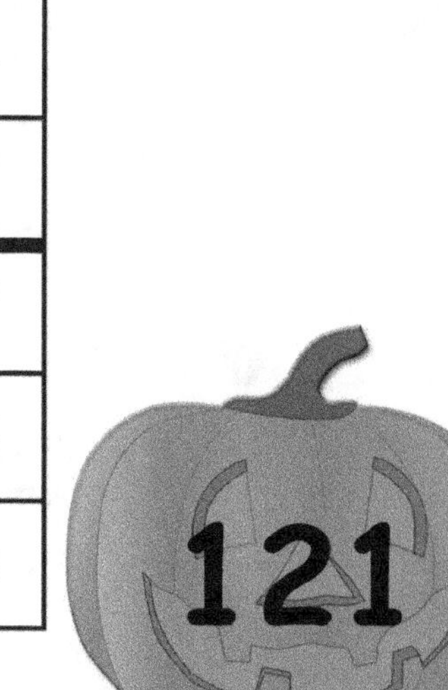

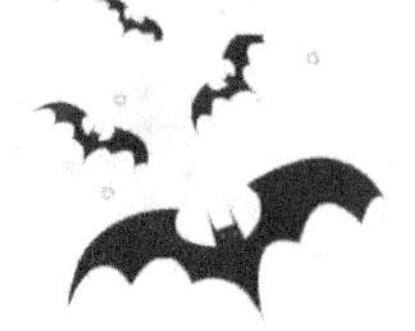

Решение Страница 43

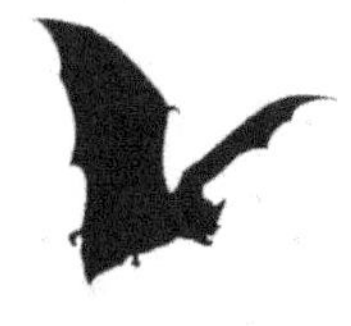

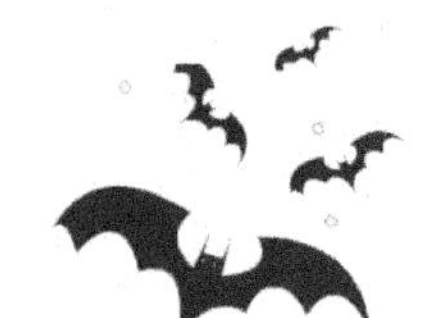

5	2	4	8	7	3	1	9	6
6	1	7	4	9	5	8	3	2
3	8	9	2	1	6	5	4	7
7	4	2	3	5	9	6	1	8
8	3	6	1	4	2	9	7	5
1	9	5	7	6	8	3	2	4
9	5	1	6	2	4	7	8	3
4	7	3	5	8	1	2	6	9
2	6	8	9	3	7	4	5	1

Решение Страница 44

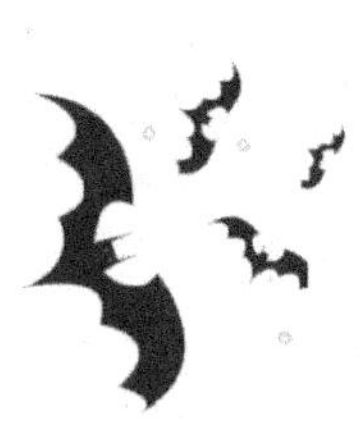

9	4	2	6	8	5	1	7	3
6	8	3	4	7	1	2	9	5
1	7	5	2	9	3	4	8	6
7	1	8	3	5	2	6	4	9
3	5	4	9	6	7	8	2	1
2	9	6	1	4	8	3	5	7
4	2	7	5	3	6	9	1	8
5	3	9	8	1	4	7	6	2
8	6	1	7	2	9	5	3	4

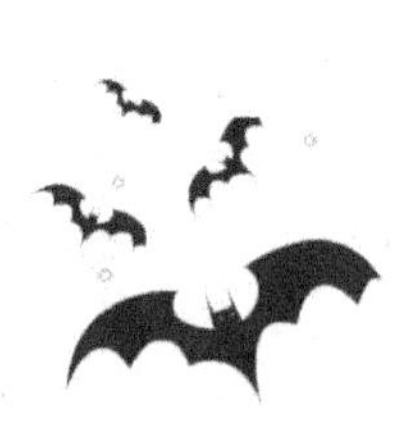

Решение Страница 45

7	6	2	8	3	4	9	1	5
5	1	9	2	6	7	4	8	3
8	3	4	9	1	5	2	7	6
4	9	5	3	7	6	8	2	1
2	8	1	5	4	9	6	3	7
3	7	6	1	8	2	5	4	9
9	5	8	7	2	3	1	6	4
6	2	7	4	9	1	3	5	8
1	4	3	6	5	8	7	9	2

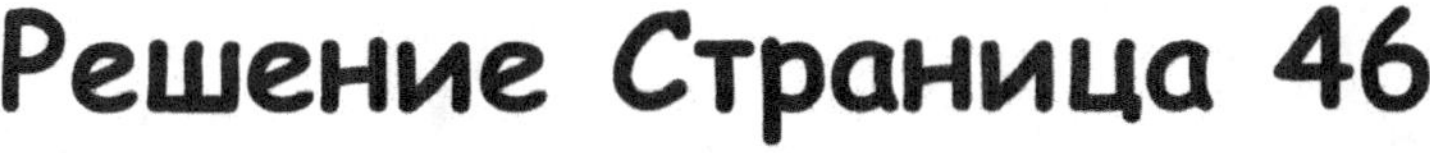

Решение Страница 46

7	4	5	1	3	9	6	8	2
3	8	2	5	4	6	9	1	7
1	9	6	2	7	8	3	4	5
9	5	3	7	8	1	4	2	6
6	2	4	3	9	5	1	7	8
8	7	1	4	6	2	5	9	3
4	1	7	6	2	3	8	5	9
2	3	8	9	5	4	7	6	1
5	6	9	8	1	7	2	3	4

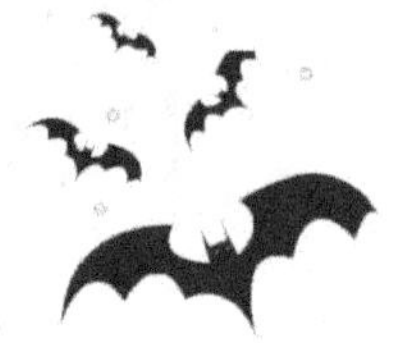

Решение Страница 47

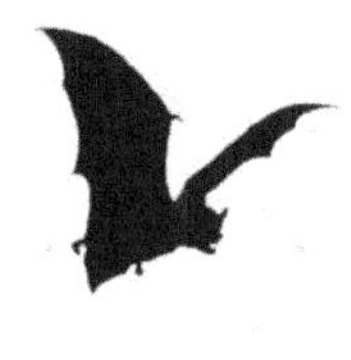

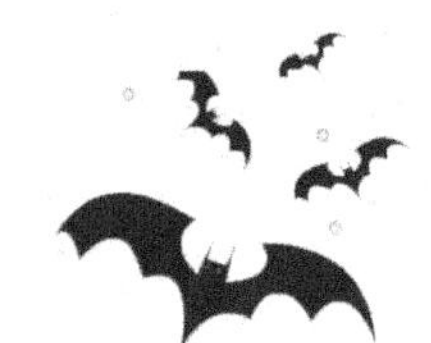

9	7	5	3	8	2	1	4	6
6	8	1	5	4	7	9	3	2
3	4	2	1	6	9	7	8	5
7	5	9	2	1	3	4	6	8
8	6	3	4	7	5	2	1	9
2	1	4	8	9	6	5	7	3
1	2	8	9	3	4	6	5	7
5	3	7	6	2	1	8	9	4
4	9	6	7	5	8	3	2	1

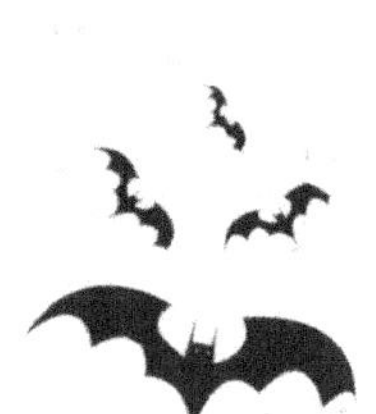

Решение Страница 48

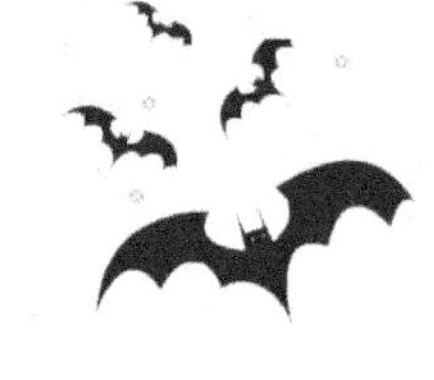

2	4	6	9	1	3	5	7	8
8	3	9	2	7	5	4	6	1
5	7	1	8	6	4	2	3	9
9	5	7	6	3	1	8	2	4
3	8	2	4	9	7	1	5	6
6	1	4	5	8	2	3	9	7
1	6	3	7	5	8	9	4	2
7	2	8	3	4	9	6	1	5
4	9	5	1	2	6	7	8	3

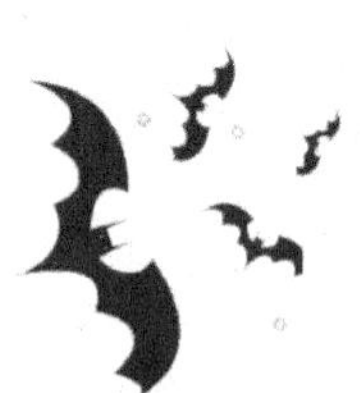

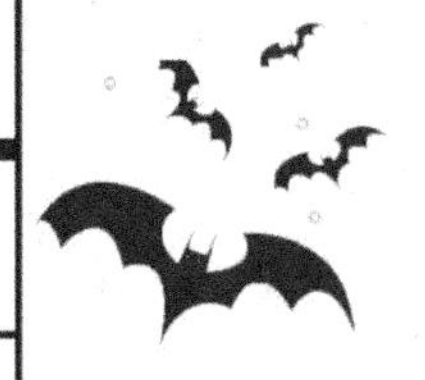

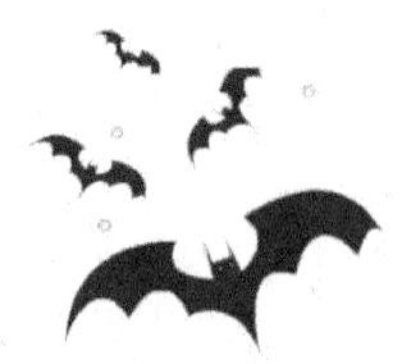

Решение Страница 49

3	5	6	1	7	8	4	2	9
7	2	1	6	9	4	8	3	5
9	4	8	3	2	5	6	7	1
4	8	3	2	1	6	5	9	7
6	1	5	9	4	7	3	8	2
2	7	9	5	8	3	1	4	6
5	9	7	8	3	1	2	6	4
1	3	4	7	6	2	9	5	8
8	6	2	4	5	9	7	1	3

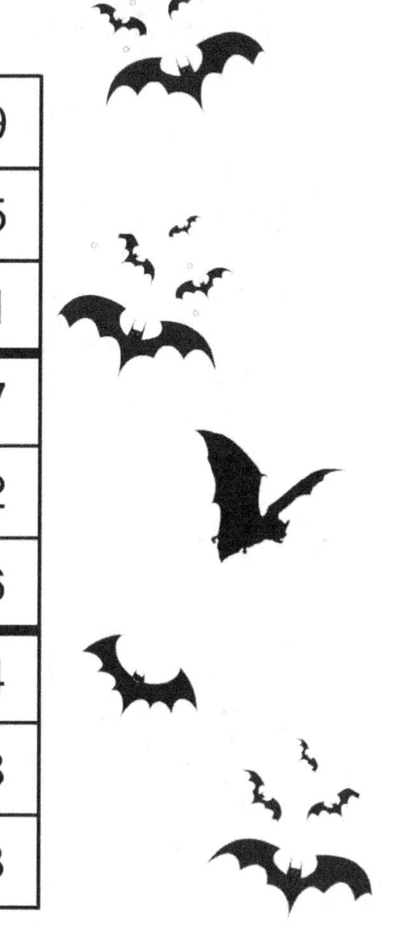

Решение Страница 50

6	1	8	3	4	9	2	7	5
3	7	2	8	5	1	9	4	6
9	5	4	2	7	6	8	3	1
1	4	3	7	2	8	6	5	9
7	6	9	5	1	3	4	2	8
8	2	5	9	6	4	3	1	7
2	3	1	6	8	7	5	9	4
4	9	6	1	3	5	7	8	2
5	8	7	4	9	2	1	6	3

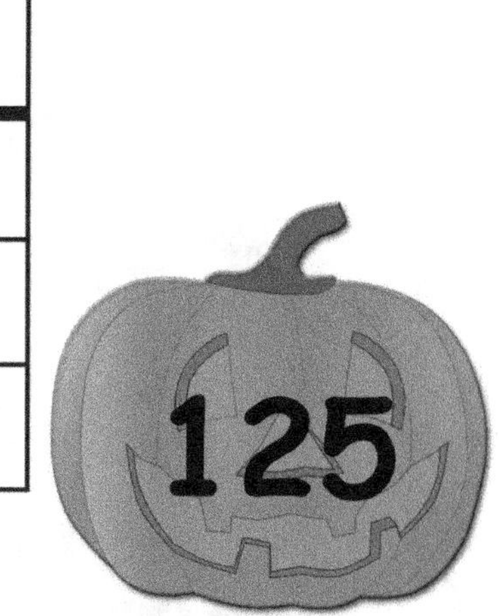

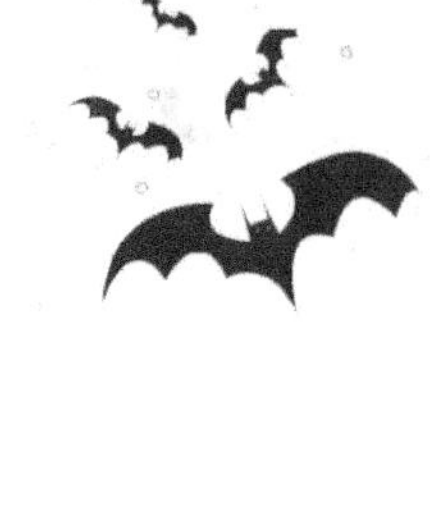

Решение Страница 51

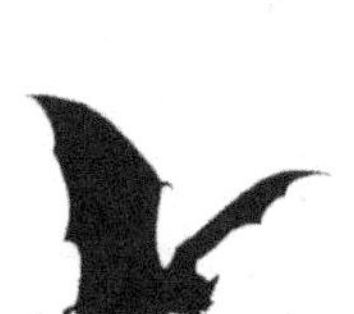

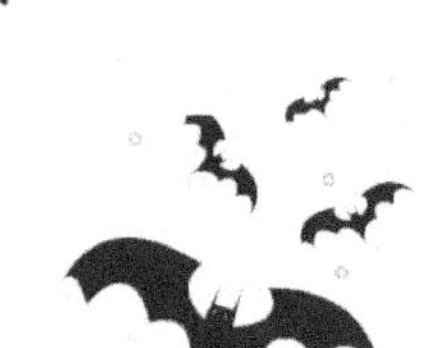

4	2	5	6	9	8	3	1	7
3	8	7	1	2	4	6	5	9
6	9	1	3	5	7	4	2	8
7	6	2	5	8	1	9	4	3
8	3	4	9	6	2	1	7	5
5	1	9	4	7	3	2	8	6
1	7	8	2	3	9	5	6	4
9	4	6	8	1	5	7	3	2
2	5	3	7	4	6	8	9	1

Решение Страница 52

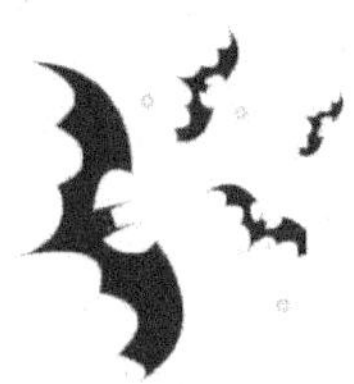

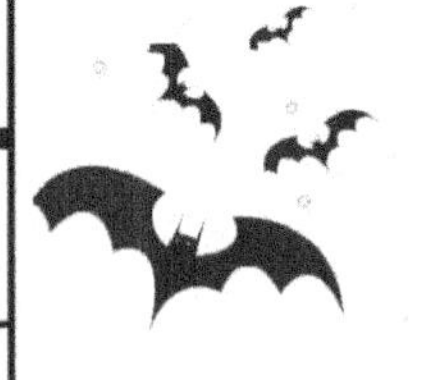

6	2	9	7	3	8	4	1	5
8	5	4	1	2	6	9	3	7
7	3	1	4	5	9	6	2	8
4	9	2	6	8	3	7	5	1
5	8	6	2	1	7	3	9	4
3	1	7	5	9	4	2	8	6
1	4	5	9	6	2	8	7	3
9	6	8	3	7	1	5	4	2
2	7	3	8	4	5	1	6	9

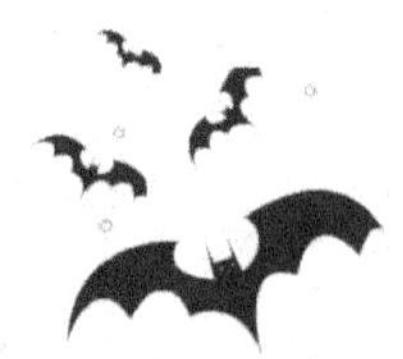

Решение Страница 53

5	6	9	8	2	4	3	7	1
3	1	8	5	7	9	6	2	4
4	7	2	3	1	6	5	8	9
7	2	3	9	6	1	4	5	8
9	5	1	4	8	7	2	6	3
6	8	4	2	5	3	9	1	7
8	4	7	6	3	5	1	9	2
1	9	6	7	4	2	8	3	5
2	3	5	1	9	8	7	4	6

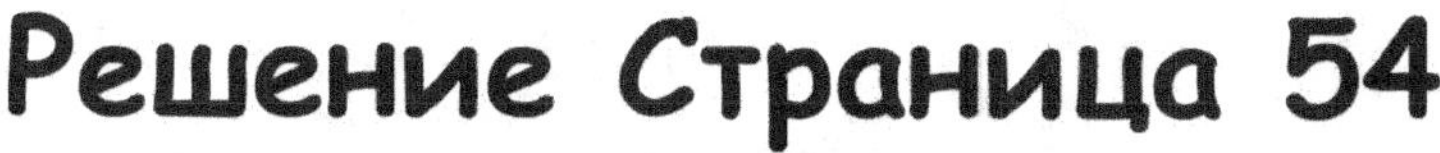

Решение Страница 54

3	2	5	8	1	4	9	7	6
6	1	7	9	3	2	4	5	8
9	8	4	7	5	6	2	1	3
2	9	6	4	8	5	7	3	1
4	7	3	6	2	1	5	8	9
1	5	8	3	7	9	6	4	2
5	6	9	1	4	8	3	2	7
7	4	1	2	6	3	8	9	5
8	3	2	5	9	7	1	6	4

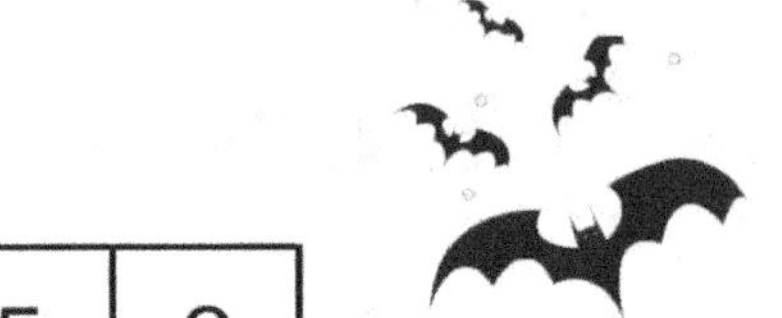

Решение Страница 55

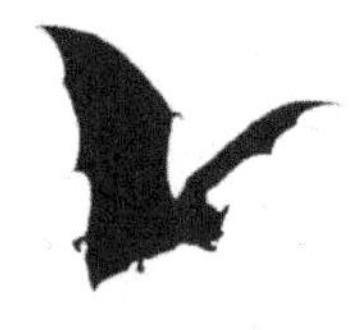

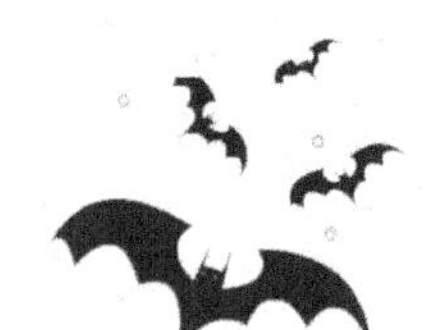

6	8	9	1	4	7	3	5	2
3	7	1	5	2	6	9	4	8
4	2	5	8	3	9	6	1	7
2	4	8	7	9	3	1	6	5
1	3	7	6	5	4	8	2	9
5	9	6	2	1	8	7	3	4
9	6	2	4	8	1	5	7	3
8	1	4	3	7	5	2	9	6
7	5	3	9	6	2	4	8	1

Решение Страница 56

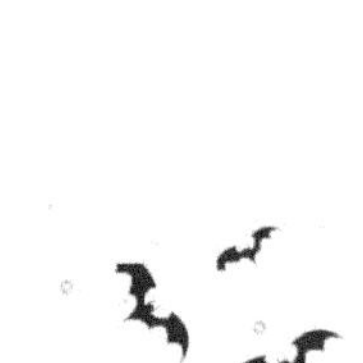

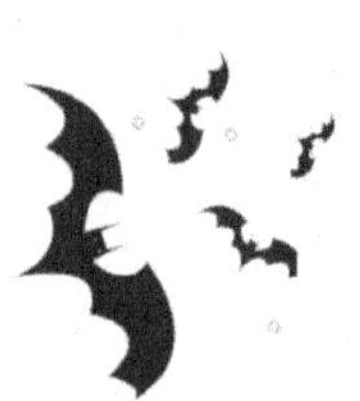

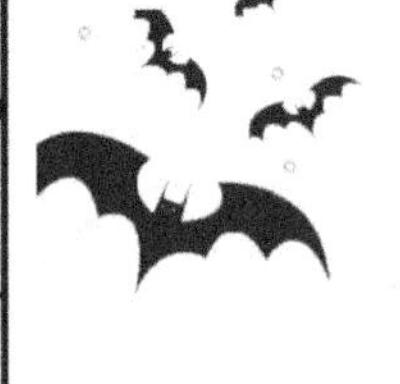

1	8	9	7	6	5	4	2	3
5	6	3	4	8	2	1	9	7
4	7	2	1	9	3	8	6	5
6	9	8	2	5	4	3	7	1
2	3	4	8	7	1	6	5	9
7	5	1	6	3	9	2	8	4
8	1	7	5	4	6	9	3	2
9	2	5	3	1	8	7	4	6
3	4	6	9	2	7	5	1	8

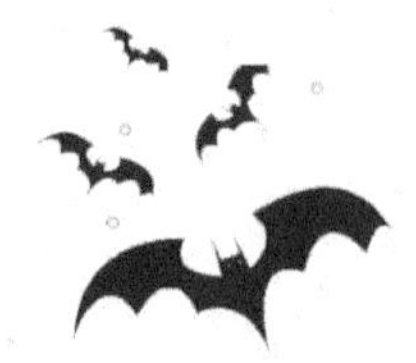

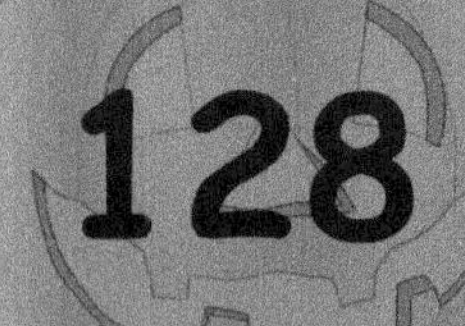

Решение Страница 57

4	9	1	3	6	7	8	2	5
2	5	3	8	1	4	9	7	6
8	7	6	9	5	2	4	1	3
6	4	2	5	9	1	7	3	8
7	8	5	4	2	3	6	9	1
1	3	9	6	7	8	2	5	4
3	2	7	1	4	6	5	8	9
9	6	8	2	3	5	1	4	7
5	1	4	7	8	9	3	6	2

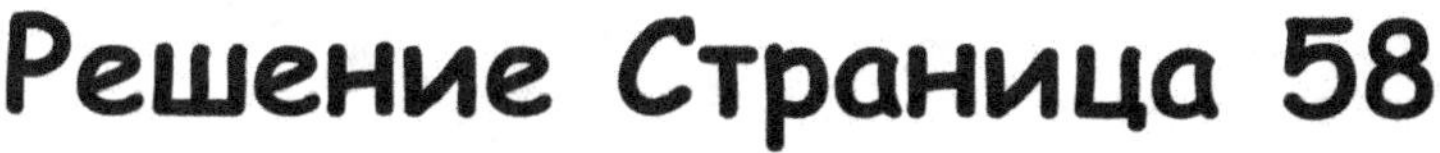

Решение Страница 58

8	5	3	1	6	7	2	9	4
2	9	7	8	5	4	1	6	3
6	4	1	3	2	9	8	7	5
3	2	5	4	7	1	6	8	9
7	8	9	5	3	6	4	2	1
1	6	4	2	9	8	5	3	7
5	3	8	9	1	2	7	4	6
9	7	2	6	4	5	3	1	8
4	1	6	7	8	3	9	5	2

Решение Страница 59

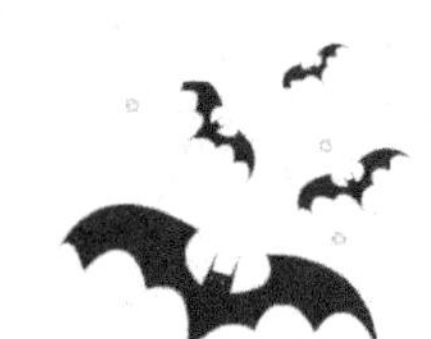

3	5	7	6	9	4	8	2	1
1	9	2	5	8	7	6	4	3
6	4	8	3	2	1	5	7	9
5	7	9	4	3	8	1	6	2
4	6	1	2	7	9	3	5	8
2	8	3	1	6	5	7	9	4
7	1	5	9	4	3	2	8	6
8	2	4	7	1	6	9	3	5
9	3	6	8	5	2	4	1	7

Решение Страница 60

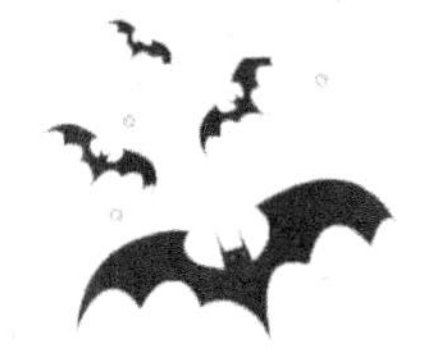

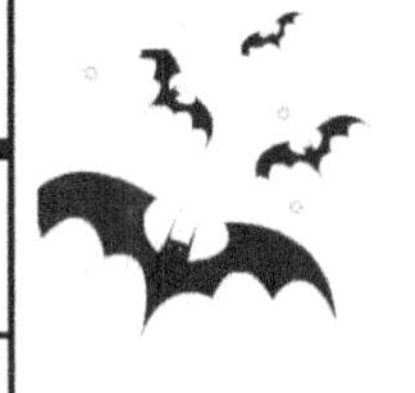

3	7	9	5	2	6	4	1	8
4	6	8	3	1	9	7	2	5
5	2	1	7	8	4	6	9	3
7	8	5	6	9	3	2	4	1
9	3	4	2	7	1	5	8	6
2	1	6	4	5	8	3	7	9
8	5	7	1	3	2	9	6	4
6	9	3	8	4	7	1	5	2
1	4	2	9	6	5	8	3	7

Решение Страница 61

8	7	4	2	5	1	9	3	6
5	1	9	3	6	7	2	8	4
3	2	6	4	8	9	1	7	5
6	8	7	5	4	2	3	1	9
1	3	5	9	7	8	6	4	2
9	4	2	6	1	3	8	5	7
4	6	3	1	9	5	7	2	8
7	5	1	8	2	6	4	9	3
2	9	8	7	3	4	5	6	1

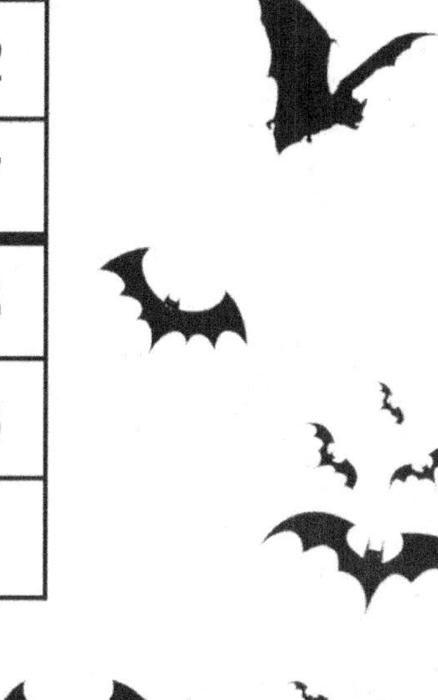

Решение Страница 62

1	2	9	7	6	4	3	5	8
4	3	8	1	2	5	9	6	7
5	6	7	9	3	8	1	2	4
6	9	1	5	8	7	4	3	2
2	7	4	3	9	6	5	8	1
8	5	3	4	1	2	7	9	6
9	1	6	8	4	3	2	7	5
7	4	2	6	5	9	8	1	3
3	8	5	2	7	1	6	4	9

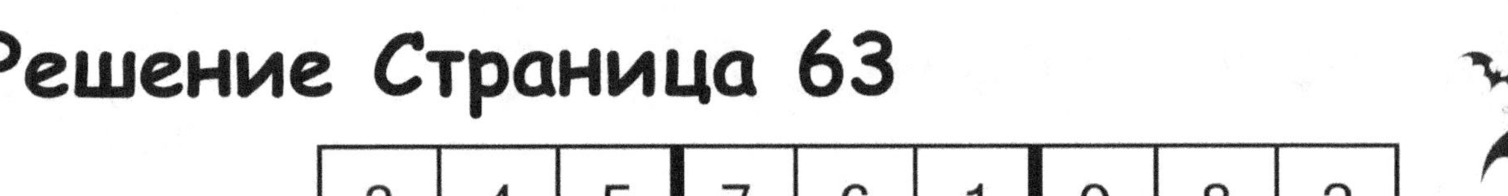

Решение Страница 63

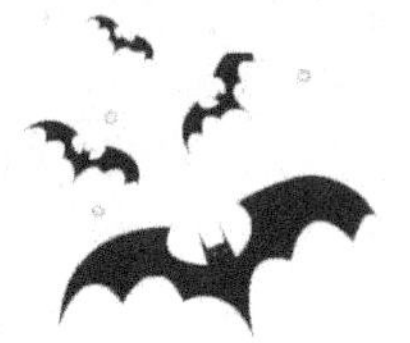

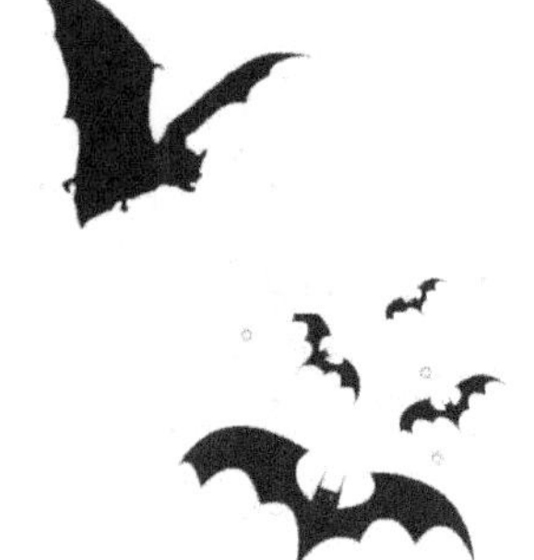

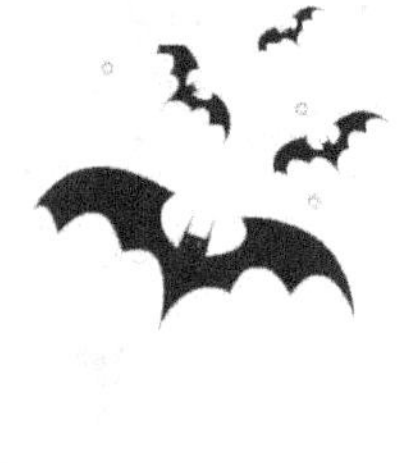

3	4	5	7	6	1	9	8	2
8	6	2	9	5	3	4	7	1
1	7	9	4	8	2	3	6	5
4	9	6	1	7	8	5	2	3
2	8	7	3	4	5	6	1	9
5	1	3	2	9	6	7	4	8
6	5	4	8	1	9	2	3	7
7	3	8	5	2	4	1	9	6
9	2	1	6	3	7	8	5	4

Решение Страница 64

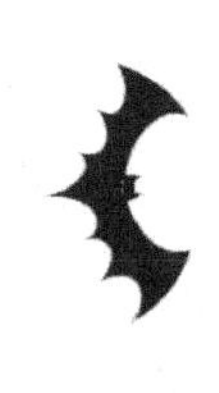

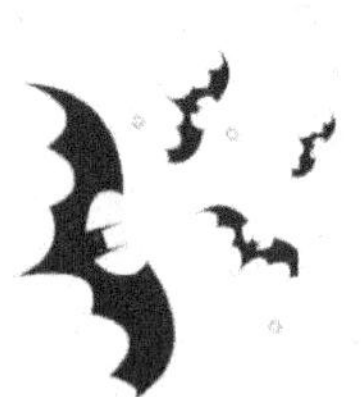

3	6	7	4	8	1	5	2	9
4	5	8	7	2	9	3	1	6
1	2	9	3	5	6	8	4	7
9	4	6	1	7	8	2	5	3
2	8	3	5	9	4	6	7	1
5	7	1	6	3	2	9	8	4
6	9	4	8	1	5	7	3	2
8	3	2	9	4	7	1	6	5
7	1	5	2	6	3	4	9	8

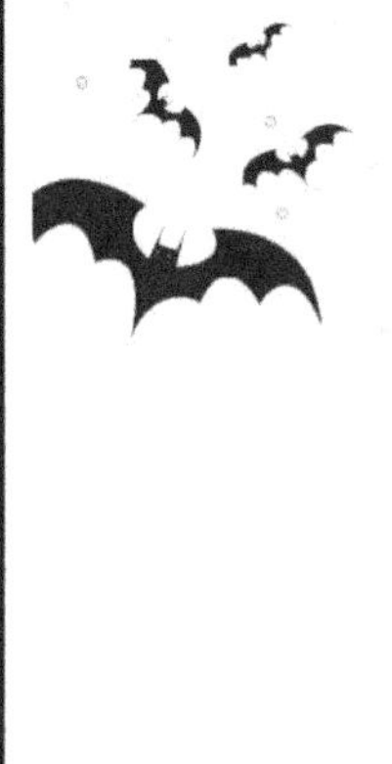

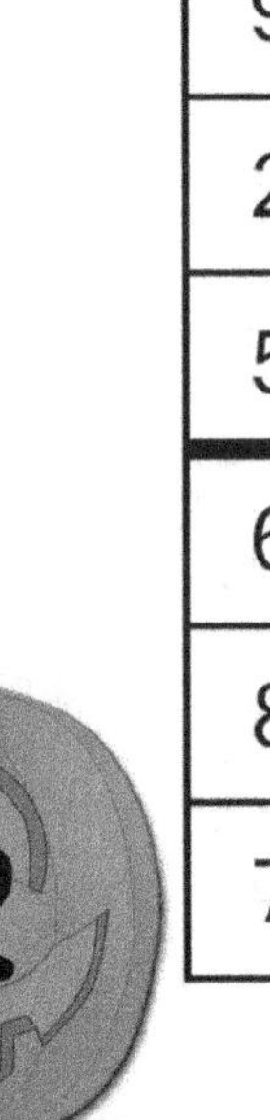

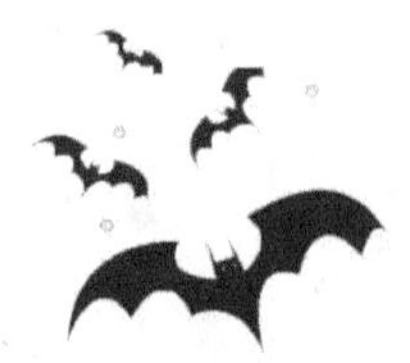

Решение Страница 65

4	5	6	9	2	8	1	3	7
1	2	7	3	4	5	6	9	8
3	9	8	1	6	7	5	2	4
7	6	5	2	9	3	8	4	1
9	1	3	8	5	4	2	7	6
8	4	2	6	7	1	9	5	3
6	7	4	5	1	2	3	8	9
5	3	1	7	8	9	4	6	2
2	8	9	4	3	6	7	1	5

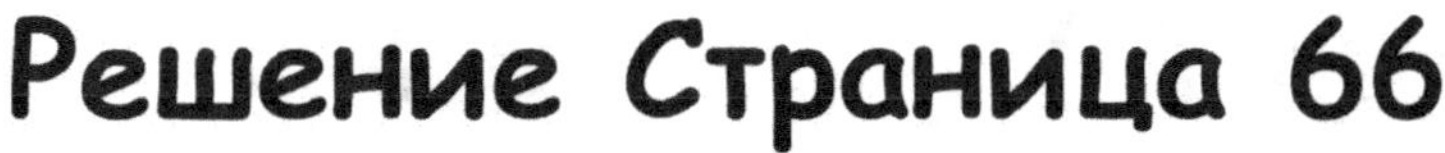

Решение Страница 66

2	9	6	5	8	3	7	1	4
4	8	3	6	7	1	9	2	5
1	7	5	4	9	2	6	8	3
8	6	2	1	4	7	3	5	9
5	1	9	2	3	6	8	4	7
3	4	7	8	5	9	2	6	1
6	3	1	9	2	5	4	7	8
7	5	8	3	6	4	1	9	2
9	2	4	7	1	8	5	3	6

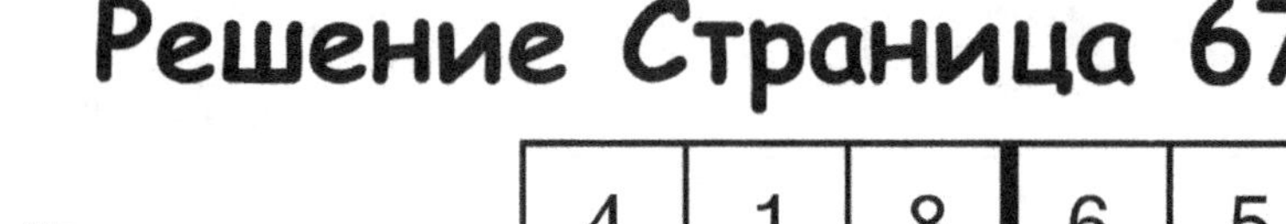

Решение Страница 67

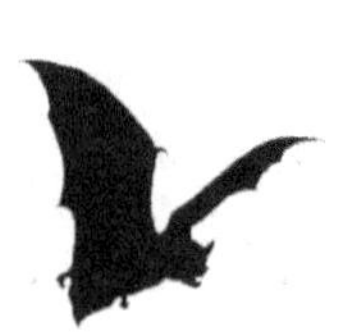

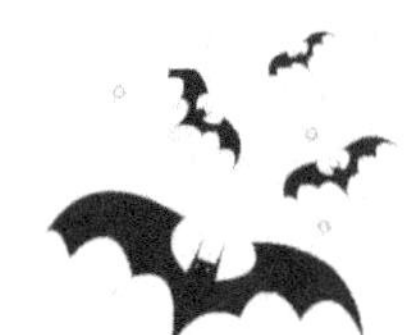

4	1	8	6	5	7	2	3	9
2	5	9	3	4	8	1	6	7
6	7	3	9	2	1	8	4	5
8	6	7	5	1	3	4	9	2
5	9	2	8	6	4	3	7	1
3	4	1	2	7	9	5	8	6
7	8	6	1	3	5	9	2	4
9	2	5	4	8	6	7	1	3
1	3	4	7	9	2	6	5	8

Решение Страница 68

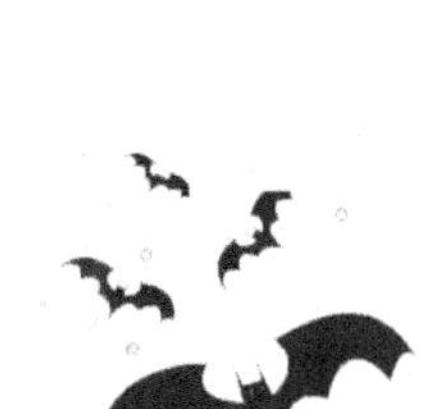

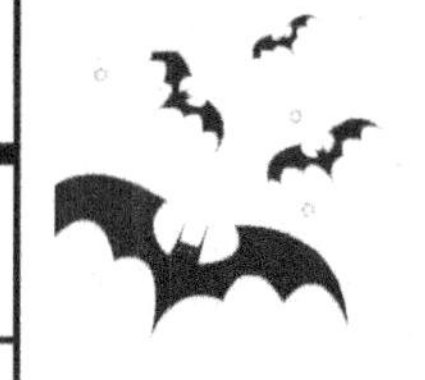

5	7	9	1	6	3	2	4	8
1	3	6	8	4	2	7	9	5
2	8	4	5	9	7	3	1	6
7	6	1	4	2	8	9	5	3
9	5	2	7	3	6	4	8	1
3	4	8	9	1	5	6	2	7
6	1	3	2	8	4	5	7	9
4	9	5	6	7	1	8	3	2
8	2	7	3	5	9	1	6	4

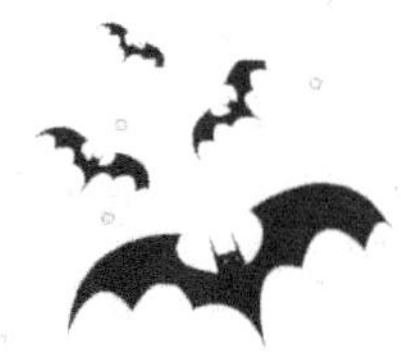

Решение Страница 69

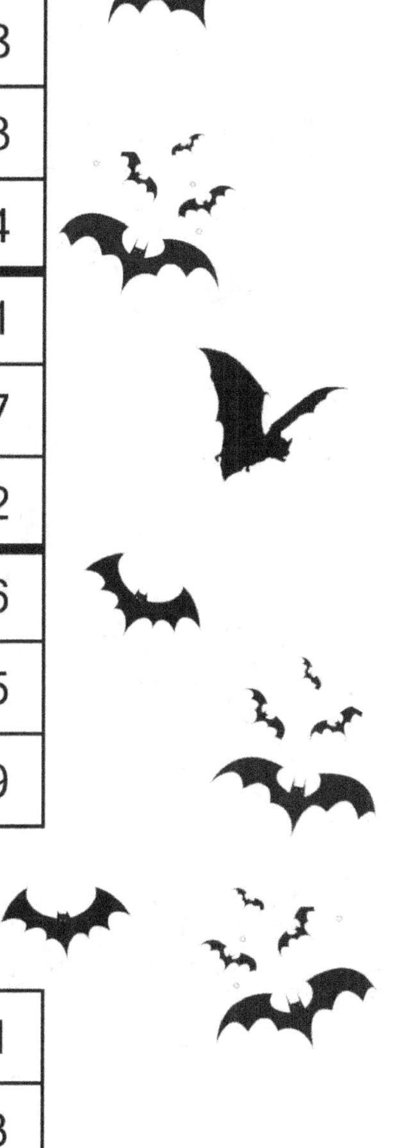

9	5	3	1	4	2	6	7	8
2	7	4	8	6	9	1	5	3
6	8	1	3	5	7	9	2	4
4	3	9	7	2	8	5	6	1
5	1	2	4	9	6	3	8	7
7	6	8	5	3	1	4	9	2
1	2	5	9	8	3	7	4	6
3	9	6	2	7	4	8	1	5
8	4	7	6	1	5	2	3	9

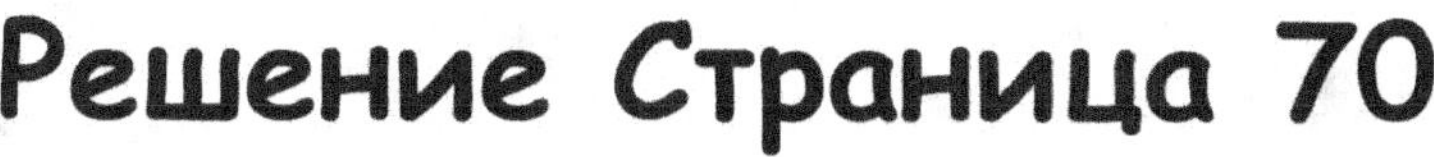

Решение Страница 70

6	8	9	2	4	3	7	5	1
7	2	1	9	5	6	8	4	3
3	4	5	8	1	7	6	9	2
1	6	2	5	3	4	9	7	8
9	3	4	7	6	8	2	1	5
5	7	8	1	9	2	3	6	4
2	9	6	4	8	1	5	3	7
8	1	3	6	7	5	4	2	9
4	5	7	3	2	9	1	8	6

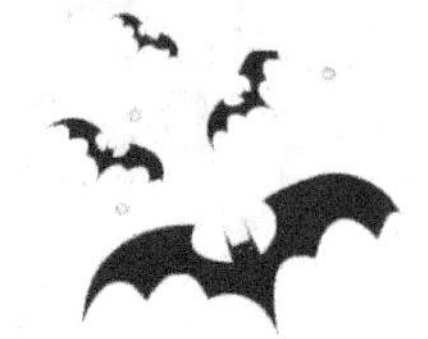

Решение Страница 71

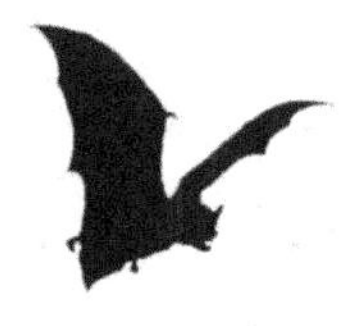

3	4	2	8	6	9	7	5	1
6	8	1	5	7	4	3	9	2
5	7	9	2	1	3	4	8	6
4	2	6	3	5	1	8	7	9
1	3	8	7	9	6	2	4	5
7	9	5	4	2	8	1	6	3
8	5	4	6	3	2	9	1	7
2	1	7	9	8	5	6	3	4
9	6	3	1	4	7	5	2	8

Решение Страница 72

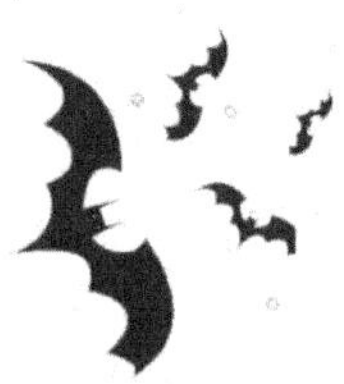

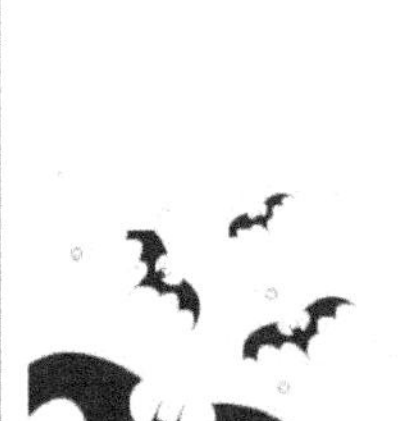

9	6	2	4	5	1	7	3	8
4	3	7	8	2	6	9	1	5
5	8	1	9	7	3	2	6	4
2	1	5	3	6	8	4	7	9
6	4	9	5	1	7	3	8	2
8	7	3	2	4	9	6	5	1
3	5	8	6	9	4	1	2	7
7	2	4	1	3	5	8	9	6
1	9	6	7	8	2	5	4	3

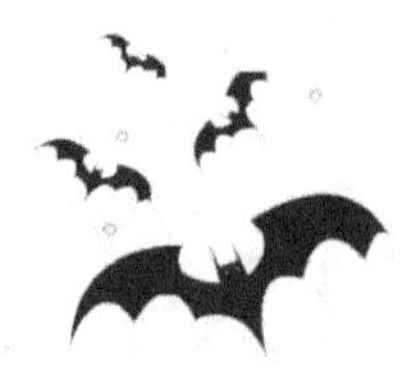

Решение Страница 73

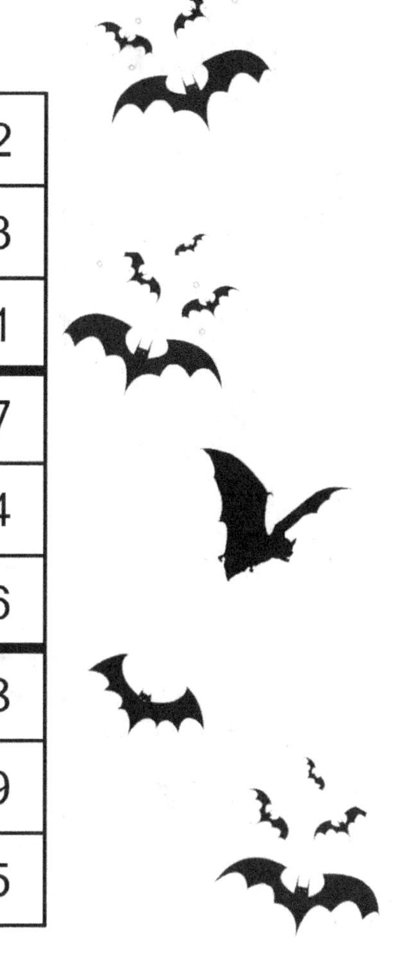

5	8	6	1	3	9	4	7	2
7	4	1	6	5	2	8	9	3
9	3	2	8	4	7	6	5	1
4	9	8	5	1	6	3	2	7
1	6	5	7	2	3	9	8	4
2	7	3	9	8	4	5	1	6
3	5	9	4	7	1	2	6	8
8	2	7	3	6	5	1	4	9
6	1	4	2	9	8	7	3	5

Решение Страница 74

6	1	8	3	5	9	7	4	2
4	7	9	6	2	1	8	3	5
5	2	3	4	8	7	1	6	9
1	9	5	7	4	2	3	8	6
7	6	2	5	3	8	4	9	1
3	8	4	1	9	6	5	2	7
9	4	1	2	7	3	6	5	8
8	3	6	9	1	5	2	7	4
2	5	7	8	6	4	9	1	3

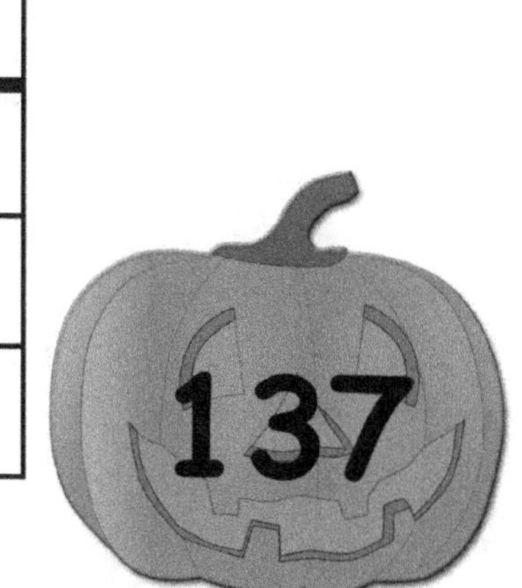

Решение Страница 75

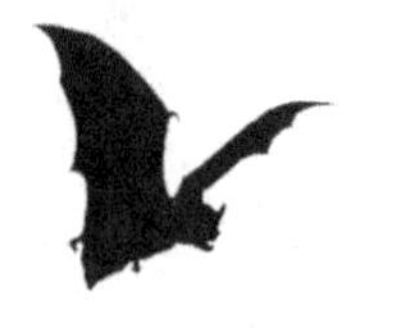
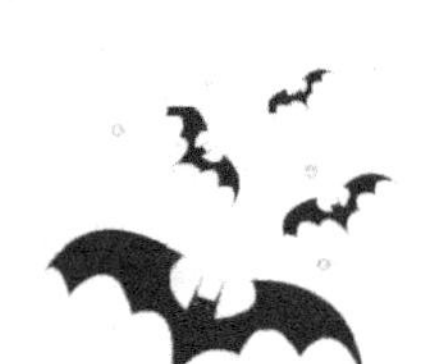

6	4	8	2	1	5	9	7	3
9	5	7	3	6	4	1	8	2
2	3	1	9	8	7	5	6	4
7	6	2	1	9	3	4	5	8
8	1	4	7	5	2	3	9	6
5	9	3	8	4	6	7	2	1
1	7	5	4	2	8	6	3	9
4	8	6	5	3	9	2	1	7
3	2	9	6	7	1	8	4	5

Решение Страница 76

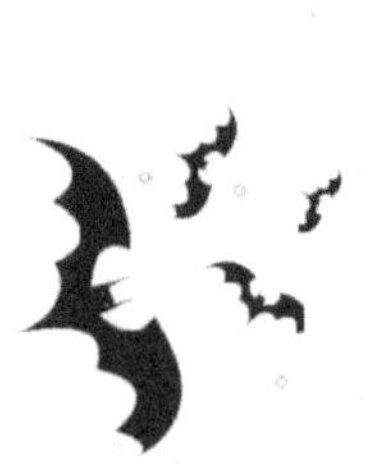
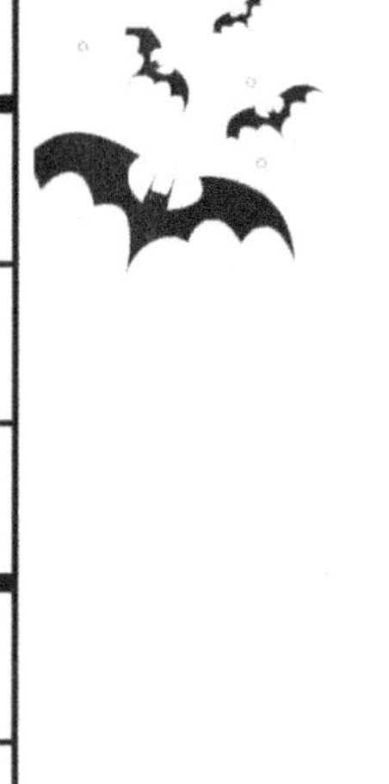

7	9	3	1	5	8	6	2	4
8	5	4	9	6	2	1	7	3
6	2	1	4	3	7	8	5	9
1	6	8	5	9	4	7	3	2
5	4	2	6	7	3	9	8	1
3	7	9	8	2	1	4	6	5
9	3	7	2	1	6	5	4	8
2	8	5	7	4	9	3	1	6
4	1	6	3	8	5	2	9	7

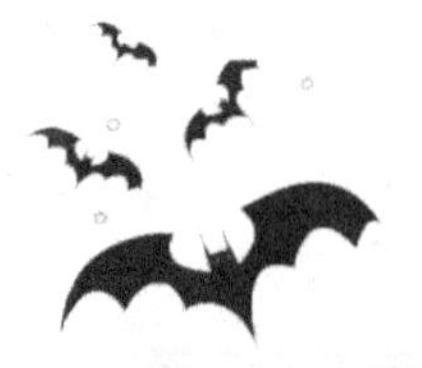

Решение Страница 77

8	7	5	1	6	2	4	9	3
6	9	1	4	5	3	2	7	8
2	4	3	7	9	8	5	1	6
5	3	9	8	4	7	6	2	1
7	1	8	2	3	6	9	4	5
4	6	2	5	1	9	8	3	7
1	8	7	9	2	5	3	6	4
9	5	6	3	7	4	1	8	2
3	2	4	6	8	1	7	5	9

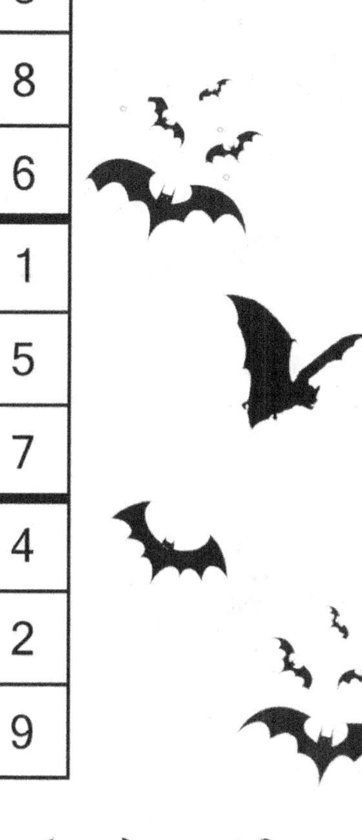

Решение Страница 78

3	2	6	4	7	9	5	8	1
5	8	7	1	6	2	4	9	3
4	1	9	5	8	3	6	2	7
7	6	3	2	9	1	8	5	4
2	5	1	8	4	7	9	3	6
8	9	4	3	5	6	1	7	2
6	3	5	7	1	8	2	4	9
9	7	8	6	2	4	3	1	5
1	4	2	9	3	5	7	6	8

Решение Страница 79

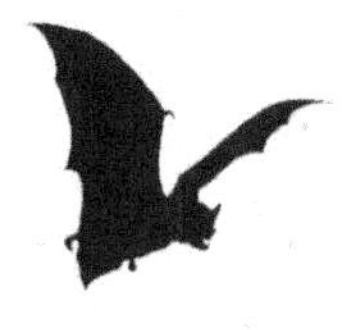
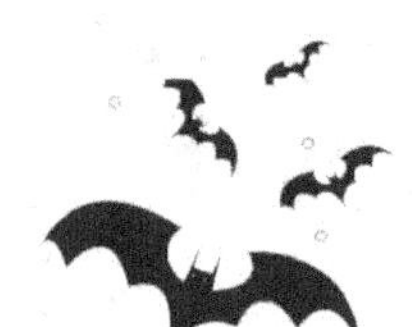

6	2	9	3	5	4	8	7	1
1	5	8	7	2	9	6	3	4
3	7	4	6	8	1	5	2	9
5	1	3	2	9	7	4	8	6
8	4	7	5	1	6	3	9	2
2	9	6	8	4	3	7	1	5
7	6	5	1	3	2	9	4	8
9	8	1	4	7	5	2	6	3
4	3	2	9	6	8	1	5	7

Решение Страница 80

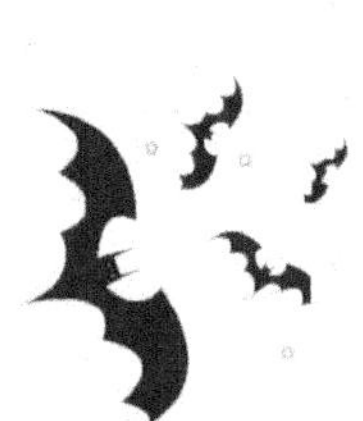

1	2	8	5	3	7	6	9	4
7	4	3	6	8	9	1	5	2
6	5	9	4	1	2	7	8	3
2	7	6	8	5	3	9	4	1
5	3	1	7	9	4	2	6	8
9	8	4	2	6	1	3	7	5
3	6	7	1	4	5	8	2	9
8	9	5	3	2	6	4	1	7
4	1	2	9	7	8	5	3	6

Решение Страница 81

5	1	4	2	3	9	6	8	7
8	7	9	1	6	4	3	2	5
2	6	3	5	8	7	1	9	4
3	8	7	9	1	5	4	6	2
6	2	1	8	4	3	7	5	9
9	4	5	6	7	2	8	1	3
1	3	2	4	5	6	9	7	8
4	9	6	7	2	8	5	3	1
7	5	8	3	9	1	2	4	6

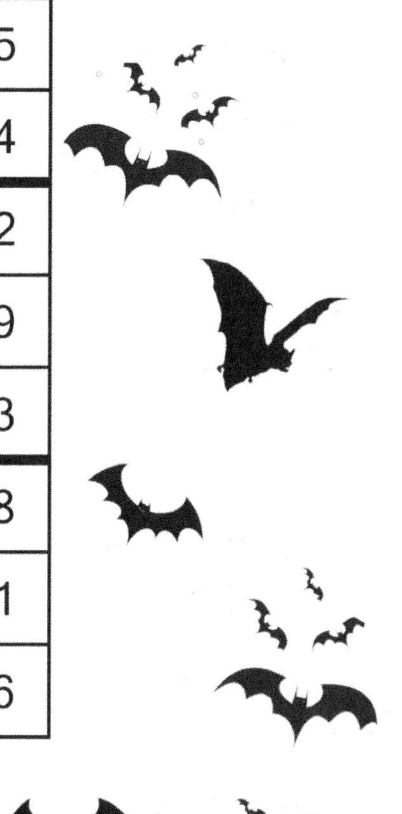

Решение Страница 82

5	7	2	9	6	8	3	4	1
3	9	8	4	5	1	6	2	7
4	6	1	3	7	2	8	5	9
2	3	4	6	9	5	1	7	8
7	8	5	1	3	4	9	6	2
9	1	6	8	2	7	5	3	4
8	2	3	7	1	6	4	9	5
1	5	9	2	4	3	7	8	6
6	4	7	5	8	9	2	1	3

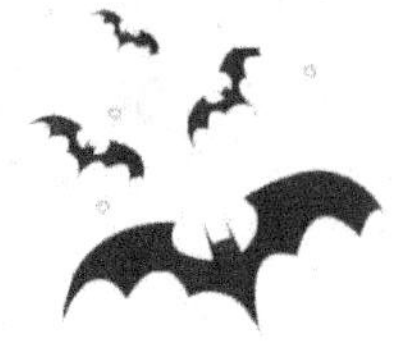

Решение Страница 83

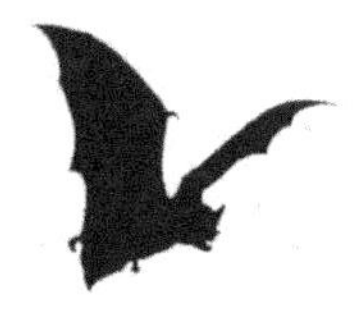

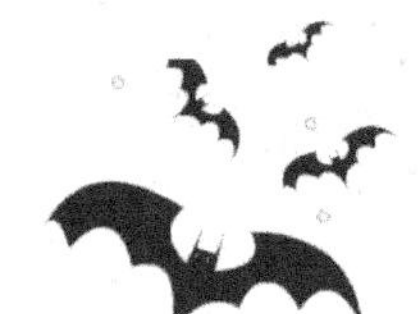

4	2	7	5	3	9	8	1	6
5	1	6	2	8	4	3	9	7
8	9	3	1	6	7	2	5	4
3	5	8	7	2	1	4	6	9
1	4	2	3	9	6	5	7	8
6	7	9	4	5	8	1	2	3
9	3	5	8	7	2	6	4	1
2	6	4	9	1	3	7	8	5
7	8	1	6	4	5	9	3	2

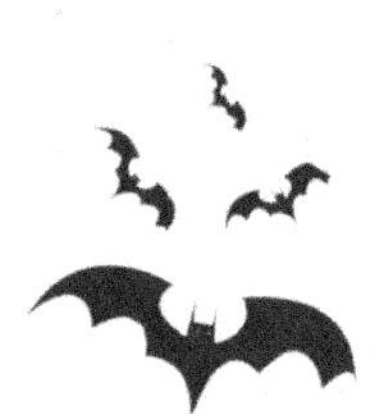

Решение Страница 84

8	7	9	3	1	4	2	6	5
6	4	2	7	8	5	1	3	9
3	1	5	6	2	9	4	8	7
2	9	3	8	4	7	6	5	1
7	6	4	1	5	3	8	9	2
1	5	8	2	9	6	7	4	3
4	3	6	5	7	2	9	1	8
9	2	1	4	3	8	5	7	6
5	8	7	9	6	1	3	2	4

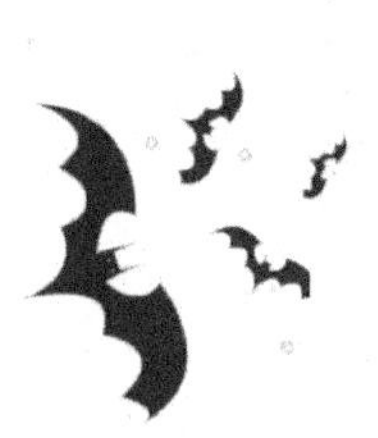

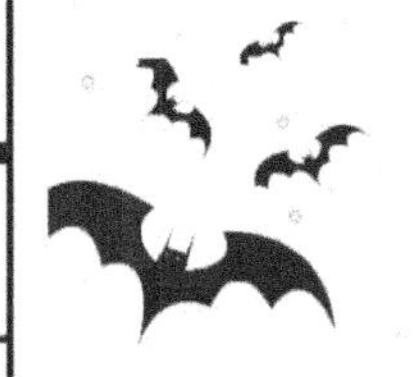

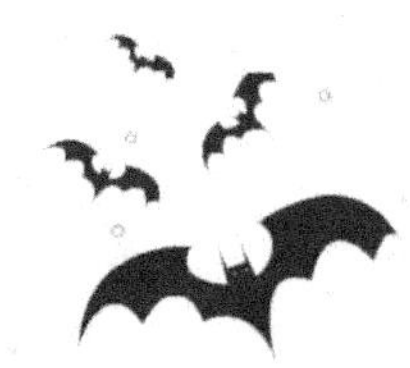

Решение Страница 85

3	5	6	8	1	4	7	2	9
1	7	9	5	2	3	8	4	6
8	4	2	7	6	9	1	5	3
9	6	1	4	3	5	2	7	8
4	3	8	2	9	7	6	1	5
5	2	7	6	8	1	9	3	4
7	8	3	9	5	2	4	6	1
2	9	5	1	4	6	3	8	7
6	1	4	3	7	8	5	9	2

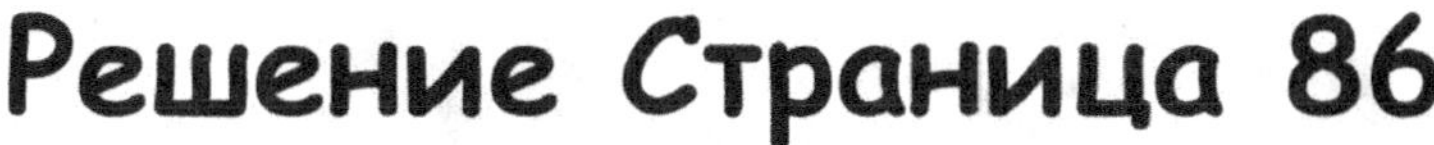

Решение Страница 86

2	9	7	8	1	3	6	5	4
3	4	1	2	6	5	8	9	7
5	6	8	7	9	4	3	1	2
9	1	3	4	5	8	2	7	6
7	8	5	6	2	1	9	4	3
6	2	4	9	3	7	5	8	1
1	7	6	5	8	2	4	3	9
8	3	2	1	4	9	7	6	5
4	5	9	3	7	6	1	2	8

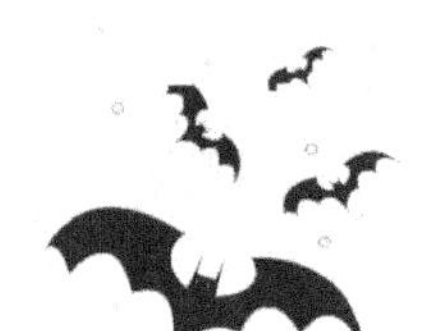

Решение Страница 87

2	3	7	5	1	6	8	9	4
1	4	8	9	3	2	5	7	6
6	9	5	4	7	8	1	3	2
9	8	4	2	6	1	3	5	7
7	5	6	3	4	9	2	1	8
3	1	2	7	8	5	6	4	9
5	2	1	8	9	7	4	6	3
8	7	3	6	5	4	9	2	1
4	6	9	1	2	3	7	8	5

Решение Страница 88

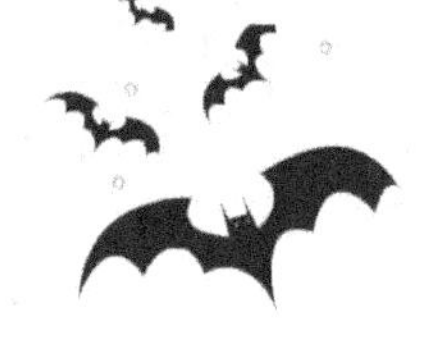

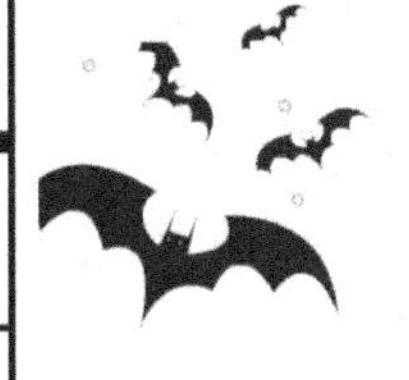
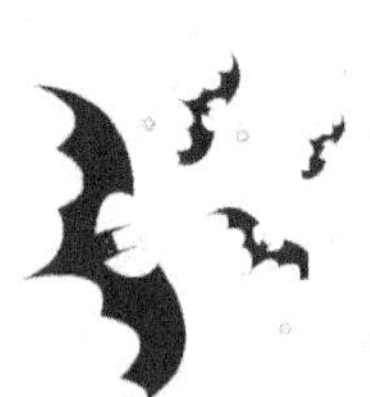

1	8	3	6	9	5	2	4	7
9	7	5	8	2	4	3	1	6
4	6	2	7	3	1	8	9	5
3	1	4	5	8	9	6	7	2
8	2	9	1	6	7	4	5	3
7	5	6	2	4	3	1	8	9
2	4	8	9	7	6	5	3	1
6	9	1	3	5	8	7	2	4
5	3	7	4	1	2	9	6	8

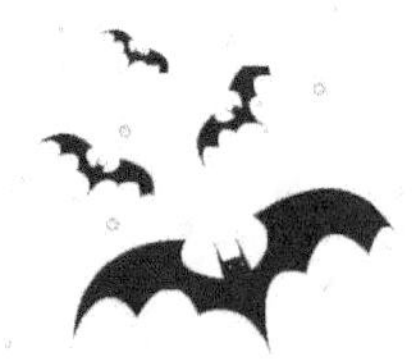

Решение Страница 89

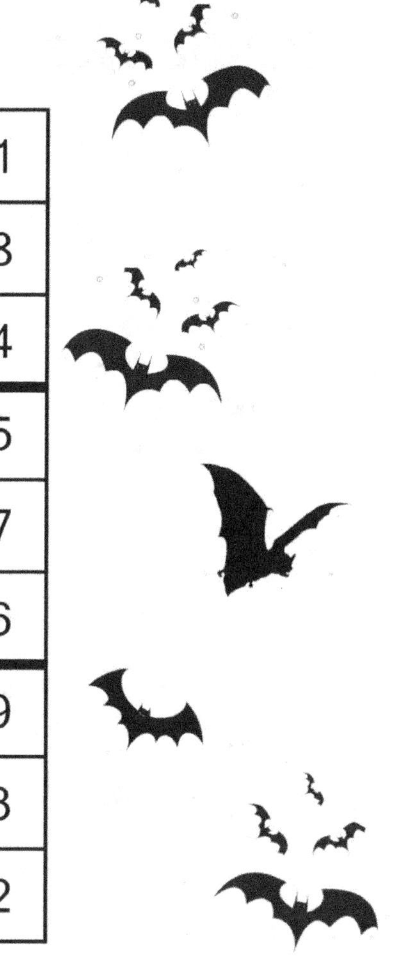

2	7	9	8	6	4	5	3	1
3	5	4	2	7	1	9	6	8
8	1	6	9	3	5	7	2	4
6	3	2	7	4	8	1	9	5
9	8	5	1	2	6	3	4	7
1	4	7	3	5	9	2	8	6
5	2	8	6	1	3	4	7	9
7	6	1	4	9	2	8	5	3
4	9	3	5	8	7	6	1	2

Решение Страница 90

4	3	5	7	9	2	8	1	6
1	9	8	4	5	6	7	2	3
7	2	6	3	1	8	5	4	9
9	7	1	2	6	4	3	5	8
5	8	4	1	3	7	6	9	2
2	6	3	9	8	5	4	7	1
3	4	7	8	2	9	1	6	5
6	1	2	5	7	3	9	8	4
8	5	9	6	4	1	2	3	7

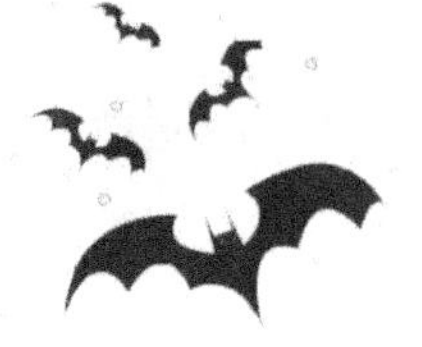

Решение Страница 91

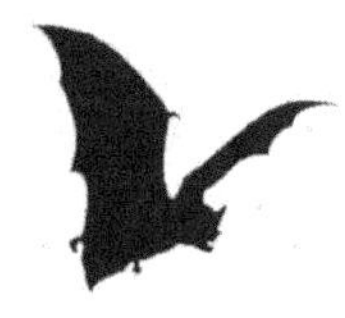

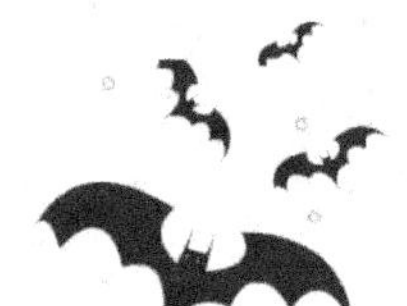

4	3	7	5	6	1	8	9	2
5	9	1	2	8	4	6	7	3
8	6	2	3	7	9	4	1	5
3	7	5	1	4	6	9	2	8
6	1	8	9	3	2	7	5	4
9	2	4	8	5	7	3	6	1
2	4	9	6	1	8	5	3	7
7	5	6	4	2	3	1	8	9
1	8	3	7	9	5	2	4	6

Решение Страница 92

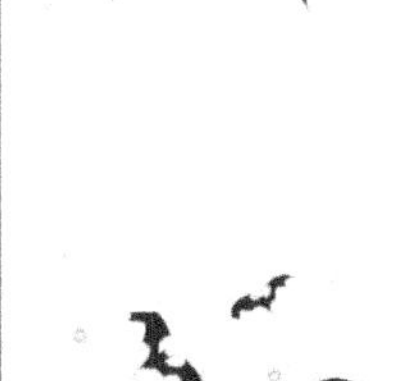

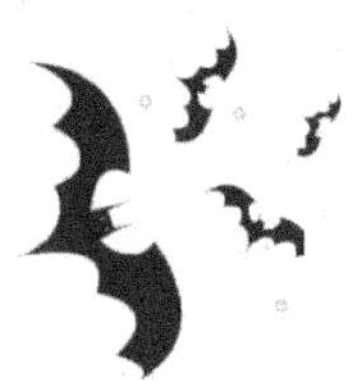

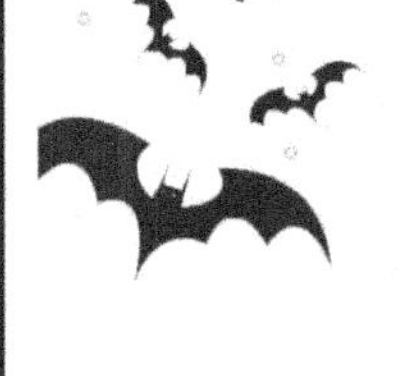

6	4	3	9	1	8	7	5	2
9	1	7	6	5	2	8	4	3
8	2	5	7	3	4	9	6	1
3	5	2	4	7	6	1	9	8
7	6	9	1	8	5	3	2	4
1	8	4	3	2	9	5	7	6
4	3	1	5	6	7	2	8	9
2	7	6	8	9	1	4	3	5
5	9	8	2	4	3	6	1	7

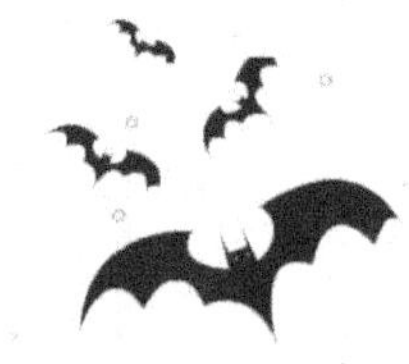

Решение Страница 93

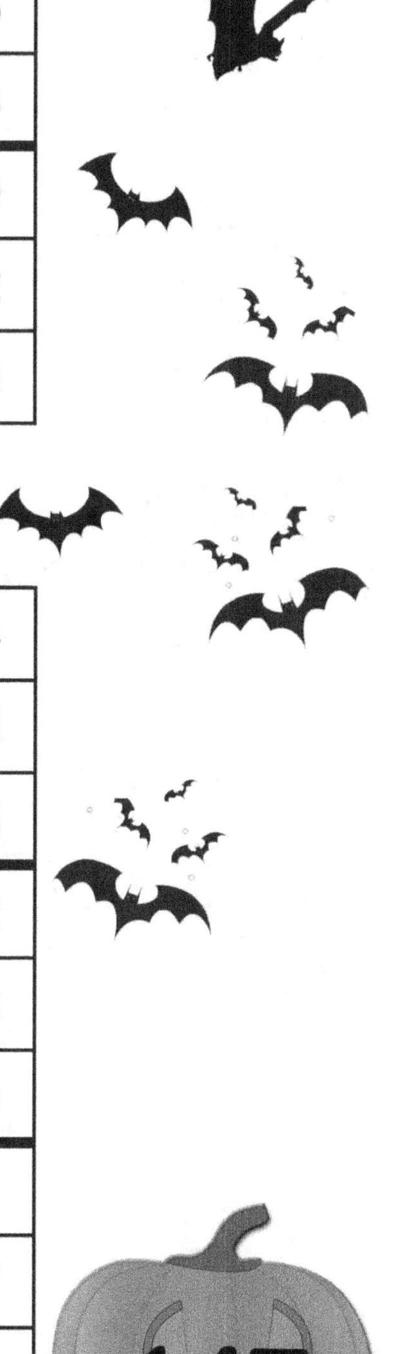

4	9	6	3	8	2	1	5	7
8	3	7	1	9	5	2	6	4
2	5	1	7	4	6	9	3	8
7	6	2	5	3	8	4	9	1
3	4	9	6	2	1	7	8	5
1	8	5	4	7	9	6	2	3
6	7	3	2	5	4	8	1	9
9	1	4	8	6	3	5	7	2
5	2	8	9	1	7	3	4	6

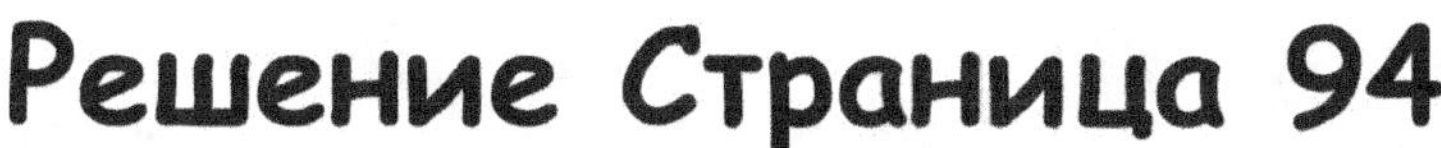

Решение Страница 94

3	9	7	2	5	8	1	6	4
5	6	2	4	3	1	7	9	8
8	4	1	7	6	9	2	3	5
7	3	9	8	1	6	5	4	2
2	5	8	3	7	4	9	1	6
4	1	6	5	9	2	8	7	3
6	7	3	9	8	5	4	2	1
9	8	4	1	2	3	6	5	7
1	2	5	6	4	7	3	8	9

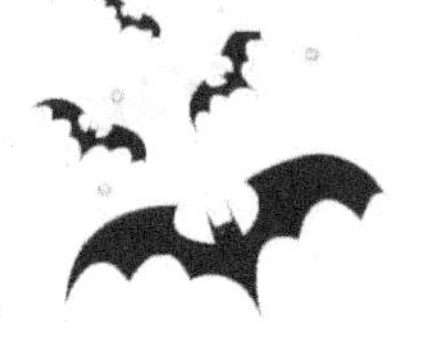

Решение Страница 95

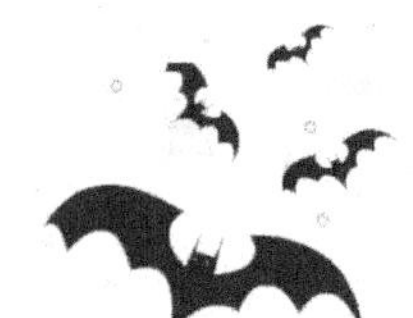

2	9	7	8	3	1	4	5	6
5	6	1	4	2	7	9	8	3
3	4	8	6	9	5	2	7	1
9	8	2	7	6	4	3	1	5
1	7	3	2	5	8	6	4	9
6	5	4	3	1	9	7	2	8
8	3	9	5	4	2	1	6	7
4	1	5	9	7	6	8	3	2
7	2	6	1	8	3	5	9	4

Решение Страница 96

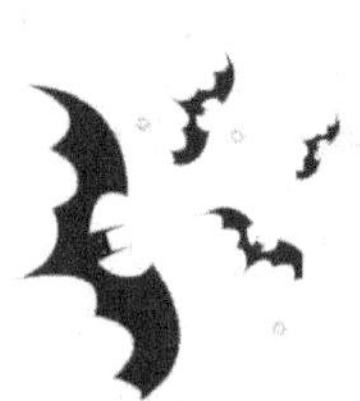

6	3	1	5	8	2	7	4	9
4	7	9	3	6	1	8	5	2
5	8	2	7	4	9	6	3	1
3	2	6	1	5	8	9	7	4
9	4	8	6	3	7	1	2	5
1	5	7	2	9	4	3	8	6
8	6	4	9	2	3	5	1	7
2	1	5	8	7	6	4	9	3
7	9	3	4	1	5	2	6	8

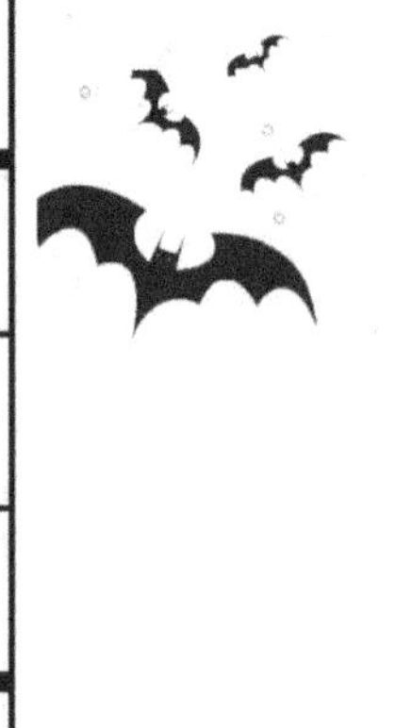

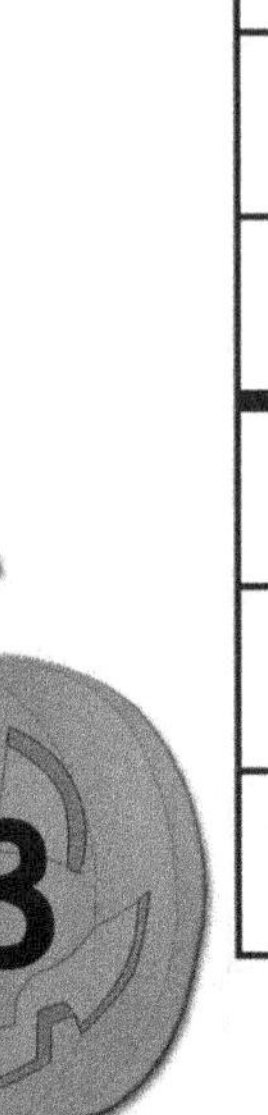

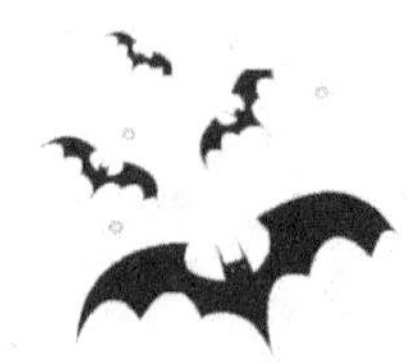

Решение Страница 97

9	8	2	4	3	5	1	7	6
7	1	5	2	6	8	4	9	3
4	6	3	7	1	9	2	8	5
5	9	6	1	7	2	8	3	4
8	3	1	5	9	4	6	2	7
2	4	7	6	8	3	9	5	1
1	5	9	8	4	7	3	6	2
3	2	4	9	5	6	7	1	8
6	7	8	3	2	1	5	4	9

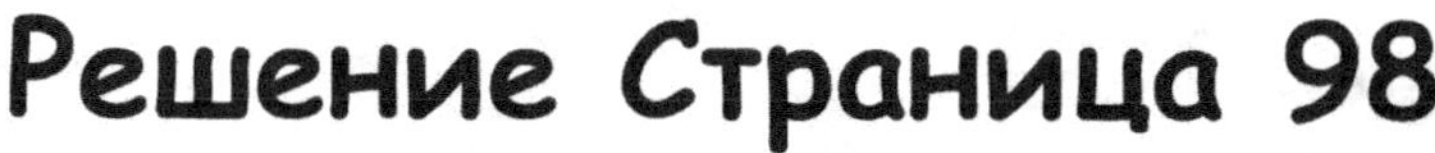

Решение Страница 98

5	9	8	4	3	7	2	1	6
4	7	6	2	5	1	8	9	3
3	1	2	8	6	9	4	7	5
6	4	9	3	7	5	1	8	2
1	2	5	9	8	6	3	4	7
7	8	3	1	2	4	6	5	9
8	5	7	6	1	3	9	2	4
9	3	1	5	4	2	7	6	8
2	6	4	7	9	8	5	3	1

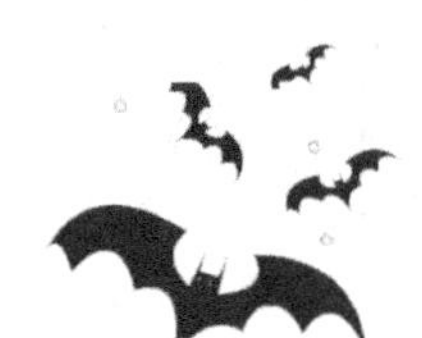
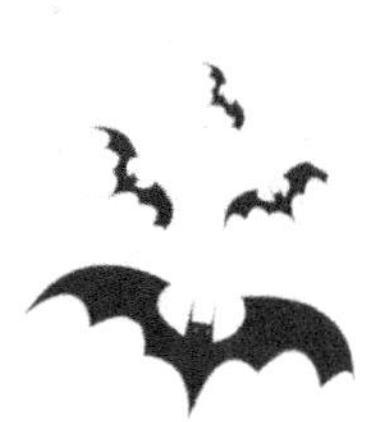

Решение Страница 99

2	8	6	7	4	3	9	1	5
9	3	7	8	1	5	2	4	6
4	1	5	6	9	2	8	7	3
5	4	2	1	7	9	6	3	8
3	7	9	5	6	8	4	2	1
1	6	8	3	2	4	5	9	7
8	9	1	4	3	6	7	5	2
6	2	3	9	5	7	1	8	4
7	5	4	2	8	1	3	6	9

Решение Страница 100

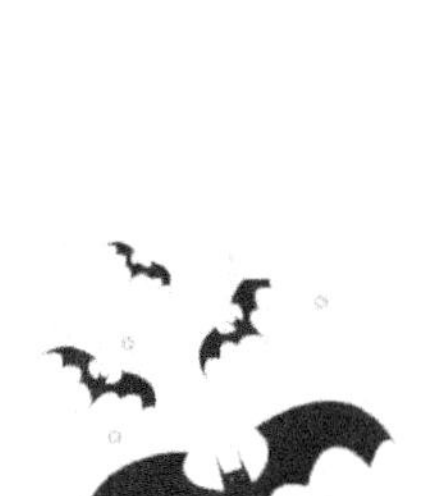

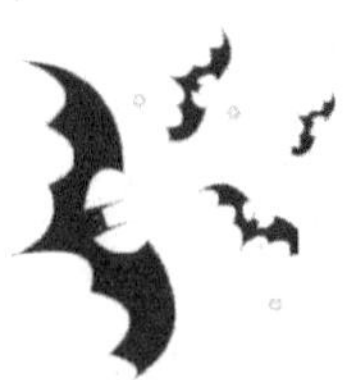
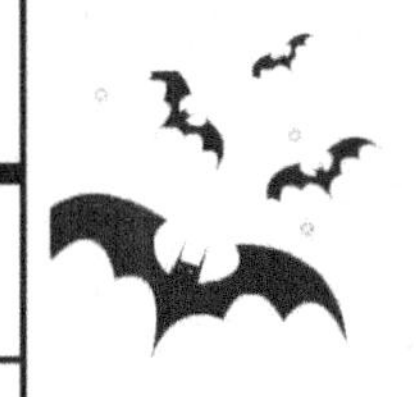

2	6	5	7	4	1	8	3	9
1	8	9	3	5	6	2	4	7
4	3	7	8	9	2	5	6	1
9	4	3	5	7	8	6	1	2
7	2	6	9	1	4	3	8	5
5	1	8	6	2	3	9	7	4
8	9	2	1	6	7	4	5	3
6	7	4	2	3	5	1	9	8
3	5	1	4	8	9	7	2	6

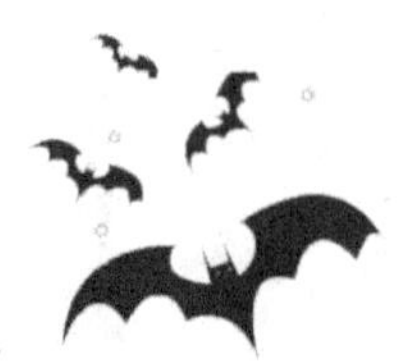

Dépôt légal mars 2018
Edité par PuzzlesForHealth
4 rue Raoul Busquet 13006 Marseille

www.ingramcontent.com/pod-product-compliance
Lightning Source LLC
Chambersburg PA
CBHW080812280726
48660CB00018B/3228

* 9 7 8 1 9 7 7 8 6 9 3 4 0 *